Martina Tischer

Was die Seele satt macht

Martina Tischer

Was die Seele satt macht

Essen für Wohlgefühl und Selbstwert

KREUZ

MIX
Papier aus verantwortungsvollen Quellen
FSC® C106847
FSC
www.fsc.org

www.kreuz-verlag.de

Umschlaggestaltung: Vogelsang Design
Umschlagmotiv: © Africa Studio – fotolia.com

Satz: de·te·pe, Aalen
Herstellung: fgb · freiburger graphische betriebe
www.fgb.de

Printed in Germany

ISBN 978-3-451-61245-9

Inhalt

Einleitung 7

I. ESSEN: MÄRCHEN, MYTHEN, HALBWAHRHEITEN 9

Was stimmt und was nicht? 9
Diäten und Kalorienzählen 13
Ernährungsformen: Von TCM-Ernährung bis vegan 17
Nahrungsmittel, die guttun 21
Qualität statt Quantität 25
Den Segen der Nahrung erfahren 28

II. HEISSHUNGER ADE – DAS ESSEN ENTSTRESSEN 31

Die Ursachen des Heißhungers 31
Einen guten Umgang mit dem Heißhunger finden 35
Was hilft? 39
Stressesser 43
Essen für die gute Laune 47
Das Leben entschleunigen 51

III. BEWUSST ESSEN: DER SCHLÜSSEL ZUM WOHLBEFINDEN 55

Achtsam essen 55
Genuss und Sinnlichkeit 60
Im Moment essen 63
Rituale am Esstisch 67
Eine gesunde Einstellung zum Essen entwickeln 71
Das bewusste Essen einüben 74

IV. IM KÖRPER WOHNEN 77

Körperbewusstsein und Körperimage 77

Die Perfektionsfalle 82
Dick und glücklich? 86
Leichtigkeit statt Schwere 90
Sich lebendig fühlen 94
Den Körper lieben 98

V. DIE BRÜCKE ZUR SEELE BAUEN 103

Wenn Essen nicht satt macht 103
Hungrig wonach? 106
Was denke ich, was fühle ich? –
Die Kraft der Gedanken 108
Gefühle 112
Die wahren Bedürfnisse erkennen und erfüllen 115
Der Körper als Sitz der Seele 119

VI. JUNKFOOD FÜR DIE SEELE 121

Schattensüchte erkennen 121
Die Auswirkung der Medien 125
Ungesunde Beziehungen 128
Energieräuber entlarven 132
Verführerische Bequemlichkeit 136

VII. NÄHRENDE REZEPTE FÜR KÖRPER
UND SEELE 141

Seelennahrung 141
Verantwortung für sein Essen und sein Leben
übernehmen 145
Den Weg der Mitte gehen 149
Verzeihen 152
Die Kostbarkeit des Lebens erkennen 154
Sich Flügel wachsen lassen 158

Weiterführende Literatur 160

Einleitung

Essen ist wichtig. Mit der richtigen Ernährung können wir unserem Körper das geben, was er braucht, um optimal zu funktionieren und uns Gesundheit und Wohlbefinden zu schenken. Bezüglich gesunder Ernährung gibt es jedoch immer umfangreichere und oft widersprüchliche Informationen, die uns verwirren. Wir wissen nicht mehr, was wir wirklich essen sollen.

Höchste Zeit also, mit Ernährungsmythen aufzuräumen, Klarheit zu schaffen und den Druck, den Essen oft verursachen kann, zu entschärfen. Wenn wir uns mit unserer Ernährung auseinandersetzen und die Ursachen für unseren Heißhunger erkennen, können wir unser Essen entstressen und zurück zu einer gesunden Einstellung zu unserer Ernährung und zu unserem Körper gelangen. Diäten werden gestrichen und der Genuss darf wieder seinen berechtigten Platz einnehmen.

Ich glaube fest daran, dass es nicht nur wichtig ist, was wir essen, sondern wie wir mit dem Essen und unserer Ernährung umgehen. Der Schlüssel dazu ist Bewusstheit, nicht nur in unserem Essverhalten, sondern auch in der Einstellung, die wir unserem Leben gegenüber haben. Irgendwann reicht Essen nicht mehr aus, damit wir satt sind. Wenn unser körperlicher Hunger gestillt ist, wir aber noch weiteressen möchten, müssen wir unseren Blick über alle Nahrungsmittel hinaus hin zu unserer Seele lenken. Denn den Hunger der Seele können wir nicht mit Essen stillen.

Um wirklich auf allen Ebenen genährt zu werden, müssen wir uns auch um unsere Seele kümmern. Auch sie braucht Nahrung. Wenn wir unsere Seele mit Junkfood füttern, verkümmert sie und wird krank. Durch gute, nahrhafte und erfüllende Seelennahrung blüht sie wieder auf – und wir mit ihr. Wir fühlen uns wohl, erkennen unseren Selbstwert, unsere Einzigartigkeit und die Schönheit der alltäglichen Dinge.

Zu einem gesunden Leben gehören genussvolles Essen, Sinnlichkeit und ein freudvoller Umgang mit unserem Körper, aber auch eine ausgewogene Gefühlswelt, inspirierende Gedanken, schöne Erlebnisse und noch ganz viele andere Dinge, die jeder für sich herausfinden kann. Es ist wichtig, sowohl die Bedürfnisse unseres Körpers als auch die unserer Seele zu erfüllen. Denn Körper und Seele gehören zusammen. Erst beide Teile machen uns zu einem vollständigen Menschen. Nur wenn wir unseren Körper und unsere Seele nähren, sind wir im Gleichgewicht. Erst dann sind wir richtig satt.

I. Essen: Märchen, Mythen, Halbwahrheiten

Was stimmt und was nicht?

Während meines Studiums und meiner Arbeit als Ernährungsberaterin haben sich bei mir zu Hause viele Bücher angesammelt: wissenschaftliche Unterlagen, verschiedenste Abhandlungen von Diätkonzepten und Bücher über die diversen Ernährungsformen. Jedes einzelne Buch hat einen anderen Zugang zu Gesundheit und Ernährung. Auf den Buchseiten vermischen sich Fakten mit der eigenen Meinung und der Erfahrung der jeweiligen Autoren. Wissenschaftler, Ärzte, Ernährungsexperten und Gesundheitsapostel – in den Regalen der Buchhandlungen haben Menschen der unterschiedlichsten Berufsgruppen mit ihren Werken einen Platz gefunden. Zu welchem Thema der Ernährung auch immer wir ein Buch suchen, wir werden fündig.

Doch die Ernährungswissenschaft ist eine sich ständig verändernde Wissenschaft. Neue Erkenntnisse in der Genforschung, der Epigenetik und der Verhaltenspsychologie erschweren dem Konsumenten eine objektive Sichtweise auf das früher so schön kleine und übersichtliche Feld der Ernährung. Kaum haben wir uns schlaugemacht über den neuen und allseits gepriesenen Süßstoff, wird er auch schon wieder als bedenklich eingestuft. Neue Lebensmittel werden kreiert und erweitern das Sortiment in unseren Supermärkten. Neue Substanzen werden im Urwald entdeckt und als Wundermittel verkauft.

Wir sind verwirrt und verunsichert. Haben wir bis jetzt das Falsche gegessen? Was ist die richtige Ernährung und die richtige Ernährungsweise? Sollten wir die Nudeln weglassen und statt Fleisch doch lieber Tofu essen? Brauchen wir Nahrungsergänzungsmittel, damit wir ausreichend mit allen Vitaminen und Spurenelementen versorgt werden?

Unkompliziert essen

Vor Kurzem stellte mir eine Klientin frustriert die Frage: »Was stimmt jetzt wirklich? Was soll ich essen? Ich bin so durcheinander, langsam vergeht mir der Appetit bei der ganzen Sache!« Eine gute und für uns alle wichtige Frage, die Sie sich vielleicht auch selbst schon einmal gestellt haben. Wie kam es überhaupt dazu, dass aus so einer einfachen und schönen Sache wie Essen ein Problem geworden ist?

Unsere Welt ist in den letzten Jahren sehr komplex geworden. Wir alle müssen mit der Flut an Informationen, die über die Medien auf uns einstürmen, umgehen. Müssen sie selektieren, überprüfen und dann entscheiden: Das glaube ich, das passt für mich. Unsere Welt ist schnelllebig. Was heute stimmt, kann morgen schon wieder überholt sein. Deshalb liegt es vor allem an uns, wie bewusst wir mit diesen Informationen umgehen, was wir glauben und was sich nach einigem Überlegen als unwahr herausstellt.

Hier zur Orientierung einige Vorschläge, wie für mich persönlich eine wahrhaftige und gesunde Ernährung aussieht:

- **Essen Sie richtige Lebensmittel!** Damit meine ich diese Form von Nahrung, die unsere Großeltern oder Urgroßeltern gegessen haben. Brot mit echter Butter. Einen Apfel, frische Kräuter, buntes Gemüse. Produkte also, die uns die Natur liefert und nicht ein Lebensmittelkonzern.
- **Je einfacher und natürlicher Ihre Nahrung, desto besser.** Die gute Milch mit ihrem natürlichen Fettgehalt wird zur fettfreien Milch, in aufwändigen Prozessen wird cholesterinfreie Margarine hergestellt, folienverpackte und

eingeschweißte Backwaren halten über Monate hinweg. Die Zutatenliste der einzelnen Lebensmittel ist oft länger als der Artikel in der Morgenzeitung. Die Einfachheit und Natürlichkeit in unserer Ernährung ist verloren gegangen. Holen wir sie uns wieder zurück!

- **Meiden Sie künstliche Schein-Lebensmittel.** Frühstückszerealien in Quietschrosa, die die Farbe der Milch verändern, haben nichts mehr mit richtigen Lebensmitteln zu tun. Ebenso Analogkäse auf der Pizza und Schinken, der aus Fleischresten mithilfe von Bindemittel zusammengepresst wird. In den Labors der Lebensmittelkonzerne entstehen ständig neue Produkte, angereichert mit Farb- und Aromastoffen, künstlichen Süßstoffen und Konservierungsstoffen.
- **Meiden Sie überzuckerte, fettreiche Industrienahrung.** Diese Produkte enthalten zu viel Zucker und Fett und machen dick und krank, das wissen wir inzwischen alle. Trotzdem fällt es vielen von uns schwer, darauf zu verzichten.
- **Fallen Sie nicht auf die Lebensmittelwerbung herein!** Die Werbung will uns glauben lassen, dass wir gesund und glücklich werden, wenn wir dieses spezielle Produkt kaufen. Haben Sie sich schon einmal gefragt, warum für Essen Werbung gemacht wird? Weil es sich sonst nicht verkauft. Denn mit natürlichem Essen kann kein Geld verdient werden. Erst wenn der Apfel verarbeitet und seine Ballaststoffe in einem unglaublich gesunden und wertvollen Müslikeks ihr neues Zuhause finden, wird er für den Lebensmittelmarkt interessant.
- **Lassen Sie sich beim Thema Essen und Ernährung nicht stressen.** Es wird so viel Wirbel um die optimale und richtige Ernährungsweise gemacht, lassen Sie sich davon nicht anstecken! Auch hier steckt oft Geschäftemacherei dahinter, die mit der Angst der Menschen spielt. Millionen Euro werden für Nahrungsergänzungsmittel und Vitaminpräparate ausgegeben, indem die Hersteller

uns glauben lassen, dass wir ohne diese zusätzlichen Hilfsmittel nicht gesund bleiben können.

- **Wählen Sie die Ernährungsweise, die Ihnen guttut.** Was nützt Ihnen die angeblich gesündeste Ernährung, wenn Sie damit nicht zurechtkommen? Wenn Sie nicht vertragen, was Sie essen, und sich nicht gut fühlen? Oder wenn Sie für die »richtige« Ernährung so viel Zeit brauchen, dass andere Dinge keinen Platz mehr in Ihrem Leben haben? Hören Sie lieber auf Ihren ganz persönlichen Ernährungsberater – Ihren Körper. Er weiß viel besser, was Ihnen guttut, als jeder Experte. Bereiten Sie Ihr Essen so oft es geht selbst zu, entspannen Sie und nehmen Sie sich Zeit zum Essen. Genießen Sie das, was auf Ihrem Teller liegt, und essen sie achtsam und mit Freude.

Leider können wir nicht alle so naturnah leben, wie wir möchten, oder haben einen Bauernmarkt um die Ecke, wo wir frisches Obst und Gemüse einkaufen können. Aber wir alle können jeden Tag kleine Entscheidungen treffen, die uns von diesem unübersichtlichen Ernährungswahnsinn wegführen. Wir können wieder mehr Natürlichkeit in unser Essen bringen und Lebensmittel als das erkennen, was sie sind: wertvolle Nahrung für unseren Körper. Mit ihrer Hilfe können wir voll Kraft und Heiterkeit unser Leben genießen.

Fragen Sie sich:

- Halten Sie kurz inne und überlegen Sie: Glauben Sie alles, was Sie bis jetzt über gesunde Ernährung gelesen haben?
- Sind Sie mit Ihrer Ernährungsweise zufrieden?
- Was möchten Sie daran ändern?

Diäten und Kalorienzählen

Eine Diät ist ein Konzept, das wir uns von außen auferlegen. Eine Diät ist vom Verstand erschaffen und besteht aus Regeln, aus »Du darfst« und »Du darfst nicht«. Auch ist eine Diät für die meisten nur durchhaltbar, solange im Leben alles rundläuft. Doch das Leben verläuft oft nicht so, wie wir es planen und es gerne hätten. Hindernisse stellen sich uns in den Weg, Herausforderungen in Form von Abendeinladungen, opulenten Frühstücksbuffets und Familienfeiern. Wir stolpern, legen die Diät auf die Seite, naschen an den verbotenen Früchten. Wir fallen. Schon sind wir wieder am Anfang. Die zwei mühsam abgenommenen Kilos sind zurückgekehrt und wir fühlen uns unwohl. Dazu kommt noch das Gefühl der Niederlage oder sogar der Scham. »Diese Diät taugt nichts«, beschließen wir. Vielleicht sollten wir eine andere ausprobieren. Eine Diät, die weniger verbietet und mehr erlaubt. Und schon beginnt der sinnlose Kreislauf von Neuem.

Je öfter jemand eine Diät ausprobiert hat und gescheitert ist, desto schlechter sind die Aussichten auf Erfolg bei einer weiteren Diät. Diese Menschen verlieren das Vertrauen in sich und die Motivation sinkt mit jedem missglückten Diätversuch. Auch scheinen viele Diäten den Regulationsmechanismus von Hunger und Sättigung zu stören und beeinflussen den Stoffwechsel ungünstig. Der Jojo-Effekt tritt auf und je schneller abgenommen wird, desto schneller wird auch wieder zugenommen. Im Grunde genommen wissen wir inzwischen alle, dass Diäten langfristig eher schaden und uns auf einen ungesunden Weg führen.

Auch das Zählen von Kalorien ist mühsam. Wer will schon bei jedem Bissen, den er in den Mund steckt, nachrechnen, wie viel Energie er da gerade aufgenommen hat? Um dann zu kalkulieren, wie lange man braucht, um eben diesen Happen wieder schweißtreibend loszuwerden: »Jetzt habe ich eine Tasse Kaffee mit Milch und Zucker getrunken, dafür muss ich 13 Minuten Radfahren!« Oder: »Ich darf auf keinen Fall dieses Stück Torte essen, es hat ganze 440 Kalorien! Wie lange müsste ich denn da joggen, um diese Unmengen an Fett zu verbrennen?« Zu solchen Auswüchsen treibt uns unser diätgeschädigtes Denken. Seien wir ehrlich – wollen wir so unser Leben verbringen?

Die Diätfalle

»Ich bin in meinem Beruf sehr erfolgreich und in meiner Beziehung ist auch alles bestens. Aber mit dem Essen, das bekomme ich nicht hin«, beklagt sich Barbara, eine Klientin, in unserem Erstgespräch. Sie ist eine attraktive Frau Mitte 30, modisch gekleidet und sehr gepflegt. Sie wirkt souverän und selbstbewusst. Bei Barbara sind es immer wieder dieselben fünf Kilo, die sie mühsam ab- und dann wieder zunimmt. Inzwischen drehen sich all ihre Gedanken um ihr Gewicht. »Letzten Monat war ich für eine Woche in einem Wellnesshotel und habe gefastet. Nur klare Brühe, etwas gedünstetes Gemüse und viel Tee und Wasser. Ich habe mich so wohlgefühlt nachher, mein Gesicht war schmal und mein Bauch war flach. Aber jetzt bin ich wieder im gleichen Schlendrian wie vorher. Ich weiß, dass ich das Falsche esse, aber ich weiß nicht, wie ich es schaffen soll, ohne Diät abzunehmen.«

Vor Kurzem kam in der Pause eines Workshops, den ich abhielt, eine Dame mit ihrer Freundin zu mir und meinte: »Nächste Woche werde ich 50 Jahre alt. Als Geschenk gebe ich mir das Versprechen, nie wieder irgendeine Diät zu beginnen. Es muss auch andere Möglichkeiten geben, diese lästigen und überflüssigen sieben Kilo abzunehmen und dann das Gewicht zu halten.« Damit hat sie vollkommen recht – es geht auch anders. Aber wie?

Was läuft bei Barbara, der diätüberdrüssigen Workshop-Teilnehmerin, und all den anderen Menschen schief, die versuchen, abzunehmen und kläglich daran scheitern? Die klare Antwort ist: Sie sind in der Diätfalle. Sie denken, dass sie nur mit Diät, Disziplin, Kontrolle, Kalorienzählen, Hungern, Sich-Kasteien und viel, viel Bewegung Gewicht verlieren können. Damit machen sie sich das Leben schwer.

Wer sich weiterhin mit Diäten, Kalorienzählen und Hungern herumquälen möchte, der darf das natürlich tun. Es gibt Menschen, die halten ein Leben lang eine strenge Diät ein, sind diszipliniert und verkneifen sich alle möglichen Genüsse, nur damit sie nicht zunehmen. Ihr Leben richtet sich nach dem Ernährungs- und dem Trainingsplan. Sehr oft passiert es dann, dass der Weg in die übermäßige Kontrolle und Zwanghaftigkeit führt. Der Weg in eine Essstörung ist nur noch einen Schritt oder ein paar nicht gegessene Kalorien entfernt. Diese Menschen wiegen dann zwar kein Gramm zu viel, aber sie opfern ihre Gesundheit dem Diätwahn. Die Lebensfreude, der Genuss, die Leichtigkeit des Seins – all diese Dinge, die das Leben verschönern, sind dabei auf der Strecke geblieben.

Was bleibt also, wenn wir das Konzept der Diäten aufgeben? Immer wieder höre ich die Aussage: »Ich weiß alles über gesunde Ernährung, aber ich schaffe es nicht, dieses Wissen umzusetzen.« Warum wir immer wieder scheitern und wie wir es besser machen können, darauf werde ich im Laufe des Buches genau eingehen.

Übung: Meine Diätvergangenheit

Haben Sie auch eine Diätvergangenheit? Vielleicht möchten Sie diese dokumentieren, um sich dann endgültig von ihr zu verabschieden.

- Nehmen Sie ein Blatt kariertes Papier und ziehen Sie eine Zeitlinie. Zeichnen Sie Ihre Geburt mit einem Punkt am Anfang der Zeitlinie ein und markieren Sie alle fünf Jahre mit einem Querstrich, bis zu Ihrem jetzigen Alter.

- Welcher ist der früheste Zeitpunkt in Ihrem Leben, an den Sie sich erinnern können? Welchen Stellenwert hatte Essen damals für Sie? Versuchen Sie, sich auch gefühlsmäßig daran zu erinnern. Markieren Sie diesen Punkt mit einem Farbstift.
- Nun versuchen Sie, sich zu erinnern, mit welchem Alter das Essen für Sie wichtiger geworden ist, und markieren sie auch diesem Punkt mit einem Farbstift.
- Wann haben Sie mit Ihrer ersten Diät begonnen? Waren Sie erfolgreich oder haben sie diese wieder abgebrochen? Zeichnen Sie auch diesen Zeitpunkt farbig ein.
- Wie ist ihr Leben seitdem in Bezug auf Diäten und die Ernährung verlaufen? In welchem Alter haben Sie am meisten gewogen? In welchem Alter hatten Sie Ihr Wunschgewicht? Markieren Sie alle diese Zeitpunkte mit einem Farbstift.
- Nun nehmen Sie eine andere Farbe und tragen Sie, soweit Sie sich erinnern Ihre Gewichtskurve ein. Haben Sie Ihr Gewicht im Erwachsenenalter gehalten? Gibt es markante Schwankungen? Fühlen Sie sich immer wieder hinein in die Zeit, an die Sie gerade denken.
- Sie haben nun ein Bild Ihrer Ernährungsvergangenheit vor sich liegen. Was denken Sie darüber, was fühlen Sie, wenn Sie es betrachten? Schauen Sie sich die markierten Punkte noch einmal genau an. Könnte es sein, dass es zu diesen Zeitpunkten auch andere Ereignisse in Ihrem Leben gab, die nichts mit Essen zu tun hatten?
- Schließen Sie die Übung ab, indem Sie tief durchatmen und jeglichen Diätgedanken mit dem Atem hinausblasen. Wenn Sie möchten, können Sie das Blatt Papier in kleine Stücke zerreißen oder verbrennen.

Ernährungsformen: Von TCM-Ernährung bis vegan

Es gibt viele verschiedene Ernährungsformen und ständig kommen neue dazu, die oft einen Trend setzen und von vielen Menschen nachgeahmt werden. Momentan ist es ziemlich »hip«, sich **vegan** – also ganz ohne tierische Produkte – zu ernähren. Vegane Kochbücher drängen auf den Markt und auch die Wirtschaft reagiert darauf. Nicht nur in den Bioläden, sondern auch in den Supermärkten wird das Angebot von veganen Lebensmitteln immer größer. Seidentofu, Sojamilch mit Schokoladen- oder Karamellgeschmack, aus pflanzlichen Zutaten bestehende Schlagsahne und vegane Brotaufstriche warten in den Regalen darauf, vom Konsumenten nach Hause getragen zu werden.

Meine Freundin Marianne ernährt sich seit einiger Zeit vegan. »Ich fühle mich super«, sagt sie. Ich kann so viel essen, wie ich will, und mein Gewicht dabei halten. Doch momentan gebe ich mein ganzes Geld für Essen aus.«

Es stimmt durchaus, dass man für vegane Produkte einen höheren Preis bezahlt. Auch ich selbst habe mich in den Veganismus eingelesen und damit ein bisschen experimentiert.

Betrachtet man den Veganismus mit einem kritischen Auge, fällt auf, dass Lebensmittel oft stark verarbeitet werden müssen. Statt dem Ei gibt es veganes Pulver aus Weizen, statt der Crème fraîche aus Milch wird ein Produkt aus Soja hergestellt, das ähnlich schmeckt, jedoch mit Konservierungs- und Geliermittel versetzt wurde. Hier geht die Natürlichkeit der Nahrungsmittel leider häufig verloren. Was noch zu beachten ist: Zucker ist ein rein pflanzliches Produkt. Man kann sich also vegan ernähren und trotzdem übergewichtig sein, wenn man zu viel Zucker in der täglichen Ernährung zu sich nimmt.

Durch die vegane Welle verliert die Ernährung nach der Traditionellen Chinesischen Medizin, kurz **TCM-Ernäh-**

rung, in der öffentlichen Wahrnehmung an Gewichtigkeit. Die TCM beruht auf Naturbeobachtungen und ist gleichzeitig tief verwurzelt im Taoismus. Die Nahrungsmittel werden nach ihrer thermischen Wirkung beurteilt und finden ihre Entsprechungen in den fünf Elementen Holz, Feuer, Erde, Metall und Wasser. In der TCM findet man viele gekochte Gerichte, roh wird sehr wenig gegessen.

Ganz konträr zur TCM-Ernährung ist der allerneueste Trend, der aus den USA kommt und schon einige Anhänger bei uns in Europa gefunden hat: **»Raw Food«** – Rohkost ist hier angesagt. Hier wird alles ungekocht gegessen oder darf nicht auf mehr als 40 Grad Celsius erhitzt werden, damit die Nahrungsmittel keine Enzyme, Vitamine und Vitalstoffe verlieren. »Grüne Smoothies« aus Obst und grünen Pflanzen werden gemixt und ersetzen eine Mahlzeit.

Die **Ayurveda-Ernährung** ist eine Heilkunde aus Indien. Sie teilt den Menschen drei verschiedene Lebensenergien oder *Doshas* zu (*Vata, Pita, Kapha*), die ihm seine individuelle Konstitution verleihen. Wer typgerecht nach Ayurveda isst, bleibt dieser Ernährungsphilosophie nach im Einklang mit Körper und Geist.

Dann wäre da noch die **Makrobiotik**, eine fettarme und ballaststoffreiche Ernährung mit viel Gemüse und Getreide, die ihren Ursprung im Zen-Buddhismus hat.

Die **anthroposophische Ernährung nach Rudolf Steiner** wird als Hilfsmittel angesehen, um angestrebte Gesundheits- und Entwicklungszustände zu erreichen. Bei der **Hay'schen Trennkost** werden Eiweiß und Kohlenhydrate getrennt gegessen, bei den **Fruttariern** kommen nur Obst, Nüsse und Samen auf den Teller.

Diese Aufzählung ließe sich weiter fortsetzen, und es werden in Zukunft sicher noch weitere Ernährungsformen entstehen. Wir Menschen sind kreativ und experimentierfreudig und wollen auch unseren kulturellen, philosophischen oder religiösen Hintergrund in unsere Ernährungsformen einfließen lassen.

Ich ernähre mich seit über 20 Jahren vegetarisch, wobei ich gestehen muss, dass ich damals aus ganz banalen Gründen aufgehört habe, Fleisch zu essen. Es schmeckte mir nicht besonders und war teuer. Außerdem war es damals eher ungewöhnlich, kein Fleisch zu essen. Ich wollte kein durchschnittliches Leben führen und ein durchschnittlicher Mensch sein und mit dem Stempel der Vegetarierin hob ich mich von anderen Menschen ab. Das kann durchaus ein Grund sein, warum mancher zu einer speziellen Ernährungsform greift: Er möchte etwas Besonderes sein, seinem Leben eine spezielle Note geben. Warum auch nicht?

Gibt es die perfekte Ernährung?

Die Herausforderung der verschiedenen Ernährungsformen ist in meinen Augen folgende: Sie sind oft Teil eines Gesamtkonzeptes, einer Lebensphilosophie. So liegt der TCM-Ernährung und der Ayurveda-Ernährung eine jahrtausendealte Erfahrung und Praxis zugrunde und ist in die Kultur und Lebensweise des Landes eingebettet. Wir versuchen, diese Ernährung auf unsere europäischen Verhältnisse anzupassen, was oft nicht besonders gut funktioniert. Denken wir nur an die Ernährungsform der Okinawa – ein Volk von Inselbewohnern in Japan –, wo die ältesten Menschen der Welt leben. Dort wird viel Fisch und Meeresgemüse gegessen, was bei uns in Europa einfach nicht umsetzbar ist. Fisch ist teuer, Meeresgemüse muss von weit her importiert werden. Auch wäre mittlerweile mit der leider immer größer werdenden Schadstoffbelastung der Meere und der radioaktiven Verseuchung in Fukushima diese Form der Ernährung auf ihren gesundheitlichen Aspekt zu überprüfen.

Bei unserer Ernährung müssen wir also auch immer die geografischen und klimatischen Verhältnisse berücksichtigen und wie sich die Körper unserer Vorfahren an die Gegebenheiten angepasst haben. Sich in den kalten Wintern in Mitteleuropa nur mit rohen und ungekochten Speisen zu ernähren, ist problematisch. Wir brauchen warme, energiereiche Nahrung, um durch die frostige Zeit zu kommen.

Welche Ernährungsform ist also für wen geeignet? Es gibt keine ideale Ernährungsform, die für alle passt. Letztendlich sollten wir die Ernährungsweise wählen, die uns guttut, uns Gesundheit bringt und problemlos in den Alltag integriert werden kann. Denn was nützt das beste Essen, wenn wir Mühe haben, die entsprechenden Produkte zu kaufen? Ist es nicht sinnvoller, sich mit der guten alten Kartoffel zufriedenzugeben, anstatt auf der Suche nach einer Bio-Avocado durch die Stadt zu hetzen? Alles ist eine Frage der Balance. Jede extreme Ernährungsform ist für die meisten von uns schwer durchführbar und auch schwer durchzuhalten. Und sie kostet Energie. Entweder in Form von Geld oder Zeit, die für das Einkaufen und die Zubereitung benötigt wird. Hier ist der goldene Mittelweg gefragt: Offen sein für Neues und sich das herauspicken, das für einen persönlich passt. Ob wir »hip« sind oder nicht, das sollte nicht unsere Sorge sein.

Fragen Sie sich:

- Haben auch Sie mit Ihrer persönlichen Ernährungsweise experimentiert?
- Welche Ernährungsweise haben Sie gewählt, und warum?

Nahrungsmittel, die guttun

Grundsätzlich kann jeder mit dem Begriff »gesunde Ernährung« etwas anfangen. Die Nahrung, die wir essen, soll unsere Gesundheit unterstützen, damit wir uns wohlfühlen und mit Elan durch den Tag gehen können. Vielleicht ist es für den einen oder anderen nützlich, sich einen kurzen Überblick über die wesentlichen Nahrungsmittel, die uns Gesundheit bringen, zu verschaffen.

Ich habe Glück, ich mag Gemüse. Gegart oder roh, als Salat oder als Auflauf. Ich mag es, wenn mein Teller gefüllt ist mit den verschiedensten Farben: das Orange der Karotten, das Grün des Broccoli und das Rot der Tomaten. Hier ist sich auch die Wissenschaft einig: Gemüse ist gesund, Gemüse tut gut. Es enthält all diese Stoffe, die für die Gesundheit optimal sind. Leicht verdauliche Kohlenhydrate zur Energiebereitstellung, Ballaststoffe für eine gute Verdauung, Vitamine, Mineralstoffe und bioaktive Substanzen. Besonders die Polyphenole, die Stoffe, die dem Gemüse ihre bunte Farbe verleihen, sind wahre Gesundheitsbomben. Pro Tag werden drei Portionen Gemüse und zwei Portionen Obst empfohlen. Auch bei Obst haben wir eine große Auswahl: Wer es säuerlich mag, der kann zu Zitrusfrüchten und grünen Äpfeln greifen, wer es lieber süß hat, dem stehen Trauben, Beeren und Bananen zur Verfügung. Es gibt für jeden Geschmack etwas.

Warum essen wir dann viel zu wenig Obst und Gemüse? Manche Menschen argumentieren, dass es inzwischen sehr teuer geworden ist. Auch Zeitmangel wird oft als Grund angegeben, warum diese Produkte, die uns die Natur schenkt, zu wenig gegessen werden. »Ich habe keine Zeit, das Gemüse zu putzen und zu schneiden.« Oder: »Obst ist so unpraktisch zu essen. Wenn es mundgerecht hergerichtet wird, dann mag ich es schon.« Ja, wir sind bequem geworden. Alles sollte schon fertig zubereitet auf dem Tisch stehen, damit wir uns nur noch zu bedienen brauchen. Hier müssen wir umdenken und bereit sein, ein wenig Zeit in unsere Ernährung zu investieren.

Ein anderes wichtiges Nahrungsmittel ist Getreide. In seiner ursprünglichen Form enthält es wichtige Vitalstoffe. Hirse, Buchweizen, Quinoa und Amarant sind Produkte, die gerne übersehen und dadurch viel zu wenig verwendet werden. Dabei enthalten sie wertvolles pflanzliches Eiweiß und schmecken als Beilage zu jeder Gemüsemahlzeit. Hülsenfrüchte wie Bohnen, Erbsen und Linsen sind wertvolle Eiweißlieferanten. Natürlich ist die Zubereitung etwas aufwändiger. Einweichen lassen und lange kochen, das hat oft keinen Platz in der schnellen Küche. Doch mit etwas Planung und Organisation können wir auch hier leckere und einfache Gerichte zaubern.

Nüsse, Samen und wertvolle kaltgepresste Pflanzenöle liefern uns das Fett für die tägliche Ernährung. Milch, Milchprodukte, Eier, Fleisch und Fisch in Maßen ergänzen den Speiseplan. Viele von uns wissen nicht um die positive Wirkung von milchsauer vergorenen Produkten: Sauerkraut, sauer vergorenes Gemüse, Kefir und Joghurt besitzen Enzyme, die die Darmflora gesund und aktiv erhalten. In kleinen Mengen eingebaut peppen sie jede Mahlzeit auf.

Essen, das Lust macht

Während ich im Kopf noch einmal die Liste der Nahrungsmittel durchgehe, die ich beschrieben habe, muss ich an den gestrigen Abend denken. Ich war mit meinen Freuden Tara, Walter und Hanna in einem guten Restaurant hoch über den Dächern der Stadt, um den zwölften Hochzeitstag des Paares zu feiern. Es war ein wunderbarer lauer Abend. Die Sonne schien noch, als wir auf der Dachterrasse Platz nahmen. Ich hatte mich schon sehr auf diesen Abend gefreut und nahm voller Vorfreude die Speisekarte entgegen. Ich überflog das Angebot und ließ mich von den Vorschlägen inspirieren. Nach einigen Überlegungen hatte ich zwei

Speisen gefunden, zwischen denen ich schwankte. Ein Risotto mit Pilzen und eine Speise, die sich »Gemüsegarten« nannte. »Pilzrisotto klingt gut«, dachte ich. »Aber es ist für den warmen Abend vielleicht etwas zu deftig. Mit dem ganzen Käse und der Sahne liegt es mir vielleicht schwer im Magen.« Ich entschied mich für den »Gemüsegarten«, eine gute Wahl, wie sich herausstellte. Auf dem Teller war Kartoffel-Selleriepürree angerichtet und mit buntem Gemüse dekoriert: kleine Möhrchen, Zuckerschoten, Zucchinistücke und Cocktailtomaten waren einem Gemüsebeet gleich ins Püree gesteckt, das Ganze war mit gerösteten Pumpernickel bestreut. Das Gericht sah großartig aus und schmeckte genauso. Ich ließ mir dazu ein Glas kühlen Weißwein schmecken, und während ich mit meinen Freunden plauderte und die schöne Aussicht genoss, verputzte ich voller Genuss die Portion auf dem Teller.

Nach einer Essenspause ließen wir uns die Dessertkarte bringen. »Möchte jemand ein Dessert mit mir teilen? Ein bisschen habe ich noch Platz«, warf ich in die Runde. Der warme Schokokuchen hatte sofort meine Aufmerksamkeit erregt. Tara erklärte sich einverstanden und bald wurden die Desserts serviert. Der Kuchen duftete herrlich und in seinem Inneren war ein warmer, flüssiger Kern aus Schokolade. Mit ein paar frischen Himbeeren und einem Minzblatt dekoriert war der Genuss des Kuchens ein herrlicher Abschluss des schönen Abends. Das Essen, das ich für mich gewählt hatte, war genau richtig. Es tat mir gut, ich fühlte mich wohl, während und auch nach dem Essen. Ich hatte mich an keinen Diät- oder Ernährungsplan gehalten, sondern meinen Körper entscheiden lassen, worauf er Lust hatte.

Die Wissenschaft kann uns sagen, was wir essen sollen; ob uns jedoch wirklich alles guttut, was als gesund angepriesen wird, das können wir nur selbst herausfinden, indem wir damit experimentieren. Denn was für den einen gut ist, ist für den anderen gar nicht bekömmlich. Lassen wir uns nicht in unserer Ernährung fremdbestimmen, sondern nehmen wir sie wieder selbst in die Hand. Der Spruch »Lernen Sie alles über Ernährung und dann vergessen Sie es wieder« trifft das ganz gut. Das Ziel einer gesunden Ernährung ist immer die Unterstützung unseres ganz persönlichen Wohlbefindens, damit wir voller Elan durch den Tag gehen können – nicht mehr, aber auch nicht weniger.

Fragen Sie sich:

- Welche Nahrungsmittel tun Ihnen gut?
- Welche vertragen Sie eher nicht?
- Wie sieht Ihr täglicher Speiseplan aus? Enthält er alles, was Sie brauchen?
- Vielleicht ist es an der Zeit, neue Nahrungsmittel auszuprobieren. Nehmen Sie sich einmal genug Zeit, wenn Sie in den Supermarkt oder einen Bioladen gehen, und sehen Sie sich um. Gibt es etwas, das Sie anspricht?

Saftiger Lieblingsschokokuchen

Zutaten: 3 Eier, ½ Becher Vollrohrzucker, 1 Becher saure Sahne, ½ Becher Raps- oder Sonnenblumenöl, 1 Becher Vollkornmehl, 1 Becher geriebene Mandeln, 3 Esslöffel Kakaopulver, je ½ Teelöffel Zimt, Ingwer und Nelkenpulver, 1 Pkg. Backpulver, 1 Prise Salz

Zubereitung: Eier und Zucker schaumig rühren, saure Sahne und Öl einrühren. Anschließend Mehl, Mandeln, Kakao, Gewürze, Salz und Backpulver in die Masse einarbeiten. Den Teig in eine befettete und bemehlte Form füllen und bei 160 Grad Celsius ca. 45 Minuten backen. Auskühlen lassen, mit frischen Beeren dekorieren und mit geschlagener Sahne genießen.

Qualität statt Quantität

Zucker, weißes Mehl und billige Fette, in großen Mengen und jederzeit verfügbar – genau das steckt hinter dem Übergewicht und anderen Zivilisationskrankheiten. Günstige Großpackungen, das ist das Zauberwort für viele. Da wird eingekauft und zu Hause gelagert mit dem guten Gefühl, beim Essen gespart zu haben. Doch haben wir wirklich dabei gespart? Nein, im Gegenteil. Je mehr in der Vorratskammer liegt, desto mehr kann auch gegessen werden. Denn oft sind es Nahrungsmittel, die uns eigentlich gar nicht guttun, wie Kartoffelchips, Schokoladenkekse und andere Süßigkeiten, die wir da gelagert haben. Wenn Besuch kommt oder die Nachbarin vorbeischaut, können wir das gut gebrauchen, rechtfertigen wir uns. Doch wie oft kommt das vor? Schließlich landen dann diese Großpackungen doch in unseren Mündern und denen unserer Familienmitglieder.

Was wäre, wenn wir unsere Aufmerksamkeit nicht mehr auf die Menge richten würden und uns stattdessen auf die Qualität unserer Nahrungsmittel und Speisen konzentrieren? Schmeckt ein liebevoll selbstgebackener Vollkornkuchen nicht wesentlich besser als die Kekse aus der Großpackung? Wenn uns keine freie Zeit bleibt, um für den Besuch der lieben Freundin zu backen, können wir zwei dieser köstlichen Kuchenstücke vom kleinen Bäcker gegenüber kaufen. Es muss nicht immer ein ganzer Kuchen oder eine Großpackung sein. Je mehr wir uns auf die Qualität unseres Essens konzentrieren, desto mehr werden wir erkennen, dass wir mit viel weniger auskommen. Statt der halben Tafel Vollmilchschokolade reicht uns eine dieser dunklen, kakaohaltigen Pralinen. Statt einer Schüssel Obstsalat mit Dosenfrüchten genügt uns eine Handvoll frischer Erdbeeren vom Markt. Brauchen wir wirklich eine Vorspeise, ein Hauptgericht und ein Dessert als Abschluss? Oft reicht ein Teller gehaltvoller Suppe, um uns zu sättigen. Wir essen über unsere

Sattheit hinaus, damit der Teller leer ist, weil wir für das Essen bezahlt haben, weil es so billig war. Dabei erkennen wir nicht, dass unser Körper das minderwertige Essen auch verarbeiten muss.

Nicht naschen ist auch keine Lösung

Auch ich war früher jemand, dem die Qualität der Nahrungsmittel egal war. Hauptsache viel und süß, um meinen riesigen Hunger zu stillen. Auch heute esse ich noch gerne Süßes, aber es gibt einen großen Unterschied zu meinem früheren Verhalten. Ich nasche kleine Portionen und nur das, was mir wirklich Genuss bereitet und von guter Qualität ist. Ich liebe Bitterschokolade, je höher der Kakaoanteil, desto besser. Ich habe immer welche in meiner Schublade und genieße gerne ein oder zwei Stückchen zu meiner Tasse Kaffee. Mehr brauche ich nicht und meine Lust auf Süßes ist gestillt.

Wir leben, was das Angebot an Nahrung betrifft, in einem Schlaraffenland. Die Schwierigkeit und Kunst dabei ist, sich im Schlaraffenland auszukennen, aber nicht darüber zu stolpern. Es wird uns jedoch oft auch nicht leicht gemacht. Wenn wir mit den überquellenden Buffets der Restaurants oder Hotels konfrontiert sind, kann es schon leicht vorkommen, dass wir mit einem überladenen Teller zum Tisch zurückkommen. Die Desserts links liegen zu lassen, trotz vollem Magen, dafür reicht die Willenskraft schon gar nicht mehr aus. Gestehen wir uns ganz ehrlich ein, wir sind eine Gesellschaft der Wohlstandsmoppel, die sich das zusätzliche Gewicht durch große Portionen und noch größere Mengen an süßen und salzigen Leckereien angefuttert hat. Doch wir haben es in der Hand, gegenzusteuern. Wir können bewusst die Portionen kleiner gestalten und dafür nur das auf den Teller laden, das wirklich unseren Gaumen kitzelt. Weniger ist mehr, die Qualität sollte immer vorrangig sein. Unser Körper wird es uns danken.

Essen wie ein Kleinkind

»Ich bin richtig neidisch auf Neo«, sagte meine Schwester Lotta kürzlich am Telefon. Neo ist ihr eineinhalbjähriger Sohn. Er bekommt nur das allerbeste Essen, püriertes Biogemüse, selbst zubereitet und fein abgeschmeckt. »Das würde ich am liebsten selbst essen, so lecker schmeckt es. Mit dem ganzen Süßkram halten wir uns bei ihm auch zurück. Hin und wieder bekommt er einen Keks, der ohne Zucker zubereitet wurde. Das mag er genauso. Warum soll ich ihn jetzt schon mit Süßigkeiten überladen, wie ich das bei vielen Kindern sehe? Er wird doch sowieso früher oder später noch genug bekommen. Solange ich Einfluss auf seine Ernährung habe, gebe ich ihm das Beste.« Das gute Essen bekommt Neo. Er ist ein kräftiges Kind, quietschvergnügt, isst mit Begeisterung und war erst einmal in seinem Leben erkältet.

Wir geben unseren Kindern wohlschmeckendes, nahrhaftes Essen, damit sie zu gesunden Erwachsenen werden. Warum gönnen wir uns nicht auch selbst das, was uns guttut? Wir sparen am falschen Ende, wenn wir in minderwertige Lebensmittel investieren. Qualität ist oft teurer, das stimmt. Doch wenn durch zu viel Fett und Zucker Übergewicht und Krankheiten entstanden sind, ist es wesentlich teurer, wieder gesund zu werden. So kann man qualitativ hochwertige Nahrung als Investition in die Zukunft sehen – eine natürliche Gesundheitsvorsorge, die langfristig unseren Geldbeutel entlastet.

Übung: Qualitätsprüfung im Vorratsschrank

- Werfen Sie einen Blick in Ihren Vorratsschrank. Was ist da zu finden? Ist es gute Qualität, die Sie da gelagert haben? Würden Sie das Ihrer liebsten Freundin als Geschenk mitgeben?

Wenn Sie den nächsten Einkauf machen, achten Sie ganz bewusst auf die Menge und die Qualität!

Den Segen der Nahrung erfahren

Mit der Nahrungsaufnahme machen wir als Baby unsere erste positive Erfahrung. Ein paar Schlucke von der Muttermilch und schon verwandelt sich das schreiende Baby in ein zufriedenes und glückliches Wesen. Als Kind machen wir uns kaum Gedanken über das Essen, wir essen, weil wir hungrig sind und satt werden wollen. Doch schon bald kommt es zur ersten Verschiebung unseres natürlichen Zugangs zum Essen. Essen wird eingesetzt, um uns zu belohnen, zu trösten oder auch um uns zu bestrafen. Wir beobachten, wie unsere Eltern mit Essen und Ernährung umgehen, und übernehmen deren Ansichten und Verhaltensweisen.

Statt eine Quelle der Kraft und Vitalität zu sein, wird Essen zum Problem. Wir sind verwirrt. Essen wird zum Kampf: Wir kämpfen gegen Kalorien, gegen das Zunehmen und gegen unsere Esslust an. Auf der einen Seite wollen wir gesund und schlank sein, auf der anderen Seite haben wir den Wunsch, zu genießen, aus der reinen Lust heraus zu essen und uns keinen strengen Regeln zu unterwerfen. Wie können wir also diese Widersprüchlichkeiten in uns vereinen?

Genuss ist gesund

Essen beinhaltet beides, Genuss und Gesundheit, und wie wir schon gelesen haben, entscheidet nicht die Menge über den Genuss. Wenn wir mit Dankbarkeit und Achtung essen, dann können wir den Segen der Nahrung erfahren.

Unsere Ernährung geht weit über das Stillen unserer körperlichen Bedürfnisse hinaus. Mit der aufgenommenen Nahrung nehmen wir nicht nur Nährstoffe und Energie auf, sondern letztlich verbinden wir uns mit der Erde, den Tieren und Pflanzen und mit dem gesamten Kosmos. Mit dem Essen und der Lust am Essen schaffen wir eine Verbindung zu unserer Seele, zum Universum.

Und somit bekommt Essen etwas Spirituelles. Wir nehmen es in den Körper auf und es trägt uns darüber hinaus. Wir erhalten mit unserer Nahrung den Körper gesund, aber gleichzeitig nähren wir auch unseren Lebensfunken, wenn wir unseren Körper mit Freude und Ehrfurcht ernähren.

Daher stammt auch der Spruch: Essen hält Leib und Seele zusammen. Wir jedoch ernähren uns fast ausschließlich mit dem Kopf. Hier entspringen Diäten. Der Verstand liebt es, Kalorien zu zählen. So bilden sich Ernährungsgewohnheiten, die uns schaden, ja oft zwanghaft sind und zur Sucht werden können. Nahrung als Segen zu betrachten geht weit über die wissenschaftlichen Fakten hinaus. Es ist ein unbekanntes Terrain, das für uns nicht so wirklich greifbar ist. Lieber halten wir uns doch an unseren Ernährungsplänen fest. Die geben uns Sicherheit, darüber haben wir Kontrolle.

Gesundheit ist nicht nur ein körperlicher Zustand, sondern auch ein geistiger. Wenn wir den Schritt wagen und hinausgehen über das Sichtbare, über alle Kochbücherrezepte, Diätanweisungen und Ernährungsregeln, dann tauchen wir in einen Bereich ein, der das Essen nicht ausschließt, sondern ergänzt. Fernab von schlechtem Gewissen, Schuldgefühlen und sogenannten Sünden können wir unserer Ernährung eine neue Bedeutung geben.

Fragen Sie sich:

- Wie denken Sie über Ihre Ernährung: Haben Sie ein entspanntes Verhältnis zum Essen?
- Macht Ihnen Essen Angst? Haben Sie ein schlechtes Gewissen, wenn Sie etwas essen, das in Ihren Augen ungesund ist?
- Können Sie Ihr Essen so richtig genießen?
- Welche Ernährungsregeln gelten für Sie? Sind diese noch immer gültig oder ist es an der Zeit, sie zu verändern?
- Hat Ernährung für Sie auch einen spirituellen Aspekt?
- Können Sie den Segen der Nahrung erkennen?

II. Heisshunger ade – das Essen entstressen

Die Ursachen des Heißhungers

Stellen wir uns folgende Situation vor: Katharina wird vom Klingeln des Weckers aus ihrem Tiefschlaf gerissen. »Nein, ich will nicht aufstehen«, seufzt sie. Sie hat schlecht geschlafen und zu wenig war es auch. »Hätte ich doch nicht den Film zu Ende geschaut, so gut war er dann auch nicht. Und die Erdnüsse, die ich dabei geknabbert habe, liegen mir noch immer im Magen«, denkt sie reuevoll. Katharina duscht, zieht sich an und trinkt rasch eine Tasse Espresso. Zum Frühstücken ist keine Zeit, sie ist schon wieder spät dran. Außerdem ist sie ja gar nicht hungrig. Mit den Gedanken schon bei der Arbeit hetzt sie ins Büro. Es gibt viel zu tun. Katharina macht sich gleich ans Protokoll, das muss bis heute Abend fertig sein. Ganz langsam wird sie hungrig. Zum Glück bringt ihr ein netter Kollege aus der anderen Abteilung ein frisches Croissant vorbei, das sie, während sie eifrig am Computer weiterarbeitet, gedankenlos nebenbei isst. In ihrer Mittagspause nimmt sie sich gerade mal zehn Minuten Zeit, um ein Sandwich aus der Kantine hinunterzuschlingen. Satt ist sie davon nicht geworden, also nimmt sie noch eine Banane von der Theke mit. Am Nachmittag muss der Schokoriegel aus der Schublade herhalten und wird mit der vierten Tasse Kaffee hinuntergespült, damit sie ihre Müdigkeit überwindet und das Protokoll fertig schreiben kann. Geschafft packt sie am frühen Abend ihre Sachen zusammen. Eigentlich wollte sie nach dem Büro zum Sport gehen. Aber sie ist müde, hungrig und fühlt sich ausgelaugt.

Erledigt kommt sie nach Hause. Noch während sie sich die Schuhe und den Mantel auszieht, angelt sie nervös ein großes Stück Käsekuchen aus dem Kühlschrank und schiebt es hastig in den Mund. Der Heißhunger hat sie im Griff. Während sie kaut und schluckt, entspannt sie sich etwas und kann in Ruhe ihre Tasche auspacken.

Nun schauen wir uns ein anderes Szenario an: Daniela hat einen gemütlichen Sonntagnachmittag zu Hause geplant. Sie hat sich schon die ganze Woche auf diesen freien Nachmittag gefreut. Doch irgendwie kann sie sich nicht entscheiden, was sie tun möchte. Das Buch, das sie zu lesen begonnen hat, fesselt sie nicht wirklich, im Fernsehen laufen nur Sportsendungen. Sie hat keine Lust, nach draußen zu gehen, fühlt sich müde und unausgeglichen. Unruhig tigert sie durch die Wohnung. Da fällt ihr ein, dass im Vorratsschrank eine Schachtel Pralinen liegt, die sie letzte Woche zum Geburtstag bekommen hat. Plötzlich überfällt sie ein starker Drang nach dieser süßen Verlockung. Ohne zu überlegen entfernt sie die Cellophanhülle von der Schachtel und schon hat sie das erste Stück in den Mund gesteckt. Eine halbe Stunde später hat sie die ganze Packung aufgefuttert. Daniela fühlt sich schlecht und schuldig. »Warum kann ich mich nicht beherrschen?«, fragt sie sich verzweifelt. »Jetzt habe ich mir den ganzen Sonntag verdorben.« Frustriert greift sie zur Fernbedienung und zappt sich durch die Kanäle. Vielleicht findet sie doch noch einen interessanten Film. Doch die gute Laune ist weg, der Tag ist für sie gelaufen.

Den Heißhunger verstehen

Diese beiden Beispiele zeigen uns, wie sich Heißhunger bemerkbar machen kann. Bei Katharina ist es der biochemische Heißhunger, der sie abends überfällt. Sie ist ausgehungert, ihr Körper ist in Alarmbereitschaft. Den ganzen Tag hat sie Stress, der den Cortisolspiegel ansteigen lässt. Das Mittagessen ist nicht ausreichend und der Schokoriegel am

Nachmittag lässt ihren Blutzuckerspiegel ansteigen und rasch wieder abfallen. Der viele Kaffee putscht sie auf. Stress, das falsche und zu wenig Essen und ein erhöhter Blutzuckerspiegel, all das macht Katharina heißhungrig. Botenstoffe und Hormone, die durch den Körper flitzen, versuchen, das biochemische Gleichgewicht wiederherzustellen. Der Heißhunger zeigt Katharina, dass ihr Körper im Ungleichgewicht ist und mit Vehemenz versucht, sich wieder einzupendeln.

Bei Daniela dagegen hat der emotionale Heißhunger zugeschlagen. Schon allein beim Gedanken an die Pralinen wird das Belohnungszentrum im Gehirn aktiviert. In diesem Areal sind alle schönen Erinnerungen gespeichert. Ein Biss von der Praline, und schon wird Dopamin – das Wohlfühlhormon – ausgeschüttet und angenehme Gefühle strömen durch Danielas Körper. Das Ergebnis: Sofortige Zufriedenheit stellt sich ein. Unbewusst möchte Daniela diesen Zustand des Sich-gut-Fühlens aufrechterhalten. Mehr Pralinen müssen her. Daniela lenkt sich mit dem Naschen ab. Sie braucht sich nun nicht mit ihrer Langeweile und ihrer Unzufriedenheit auseinanderzusetzen, die sie vorher gespürt hat.

Der biochemische und der emotionale Heißhunger entstehen also auf unterschiedliche Art im Körper, doch oft können wir dies nicht so klar erkennen. Es kann auch zu einer Kombination dieser beiden Arten von Heißhunger kommen. Folgende Gründe tragen zur Entstehung des Heißhungers bei:

- ein zu niedriger Blutzuckerspiegel,
- Crashdiäten, Mangel an Vitaminen und Mineralstoffen,
- Lichtmangel, Schlafmangel, Stress, Mangel an Bewegung,
- Unterfunktion der Schilddrüse, Hormonschwankungen (PMS, Menopause), Medikamenteneinnahme, Insulinresistenz, Stoffwechselanomalien, Entzündungen und freie Radikale im Körper,

- Überangebot an Nahrungsmitteln,
- mangelndes Körperbewusstsein, Frustration und andere negative Gefühle,
- Mangel an Zuneigung und Liebe.

Alle diese verschiedenen Ursachen rufen den Heißhunger auf den Plan. Und dieser fühlt sich in der Regel sehr unangenehm an. Doch obwohl letztendlich unsere Hormone über unseren Heißhunger bestimmen, dürfen wir uns nicht als Opfer unserer Biologie sehen. Wir können entsprechend darauf reagieren, richtig mit Heißhungerattacken umgehen oder sie gar nicht entstehen lassen. Wie das geht, wird im nächsten Abschnitt erörtert.

Übung: Was ist die Ursache für meinen Heißhunger?

- Machen auch Ihnen immer wieder Heißhungerattacken das Leben schwer?
- Versuchen Sie, die Ursache dafür herauszufinden. Achten Sie ganz bewusst darauf, wann der nächste Heißhunger auftritt. Was haben sie in den ein bis zwei Stunden davor gegessen? Was haben Sie gemacht? Hatten Sie Stress, haben Sie sich geärgert? Schreiben Sie alles auf, führen Sie Protokoll darüber. So können Sie herausfinden, warum gerade jetzt Heißhunger entstanden ist.

Einen guten Umgang mit dem Heißhunger finden

Nehmen wir Katharina und Daniela aus dem letzten Kapitel. Wie könnten die beiden es besser machen, ihrem Heißhunger vorbeugen und konstruktiv mit ihm umgehen?

Katharina könnte ihren Tag besser planen. Am Vorabend nicht den Fernsehfilm ansehen, sondern den Tag mit einer Tasse Tee und einem guten Buch gemütlich ausklingen lassen. Dadurch würde sie den Stress des Tages abbauen und besser schlafen können. Am nächsten Tag würde sie früher aufstehen und zu Hause frühstücken. Sie könnte sich in aller Ruhe hinsetzen und den warmen Hirsebrei mit Rosinen genießen. Das Rezept hat sie vor Kurzem von ihrer Freundin bekommen und sie weiß, dass dieses Frühstück sie schön satt macht und ihr genug Energie für den Start in den Tag gibt. Wenn der nette Kollege mit den Croissants vorbeikommt, könnte sie höflich ablehnen: »Danke, das ist lieb von dir, aber ich bin noch satt vom Frühstück.« Für ihr Mittagessen könnte sie sich selbst ein Sandwich zubereiten, mit leckerem Käse oder Thunfisch, Tomaten und Gurkenscheiben, so wie sie es am liebsten mag. Sie könnte sich mehr Zeit nehmen und langsam und genüsslich essen, ohne Gedanken an die Arbeit. Nachher könnte sie noch kurz per Telefon mit ihrer Freundin plaudern und dann satt und entspannt mit ihrer Arbeit am Nachmittag weitermachen. Gegen 16 Uhr würde sie einen kleinen Snack essen, weil sie weiß, dass sie um diese Zeit immer hungrig wird. Und abends könnte sie zu Hause in aller Ruhe ein einfaches, aber leckeres Gericht kochen und gelöst den Tag beenden. Somit ließe Katharina ihren Heißhunger erst gar nicht entstehen. Sie würde beim Nachhausekommen nicht zwanghaft alles in sich hineinstopfen, was der Kühlschrank hergibt, weil ihr Körper gut genährt und im biochemischen Gleichgewicht ist.

Sättigender Hirsebrei mit Rosinen (1 Portion)

3 Esslöffel Hirse, 1 Prise Zimt, 1 Prise Kardamom sowie je 1 Esslöffel Sonnenblumenkerne und Rosinen in der Pfanne trocken anrösten, mit 250 ml Reis- oder Hafermilch aufgießen und aufkochen lassen. Einen kleinen Apfel in Spalten schneiden und dazugeben. Bei geringer Hitze 25 Minuten garen. Platte ausschalten und noch weitere 10 Minuten ausquellen lassen. Nach Bedarf mit etwas Agavensirup oder Honig süßen und mit ½ Teelöffel Kokosöl verfeinern.

Den eigenen Heißhunger kennenlernen

Schauen wir zu Daniela und ihrem gemütlichen Sonntagnachmittag. Wenn sie ihre Unausgeglichenheit spürt, könnte sie auch etwas anderes machen, als sich mit dem Naschen der Pralinen abzulenken. »Was ist los mit mir?«, könnte sie sich fragen. »Warum bin ich so unruhig, was steckt denn da dahinter?« Sie könnte sich dabei aufs Sofa setzen und ein paar Mal tief durchatmen. Dann könnte sie in sich hineinspüren und darauf achten, welche Gefühle hinter dieser Unzufriedenheit auftauchen würden. Vielleicht würde Traurigkeit auftauchen. Ihre beste Freundin heiratet nächsten Monat und sosehr sie sich darüber freut, sie ist auch neidisch. Nachdem sich ihr Freund vor über einem Jahr mit dieser durchtrainierten russischen Schönheit aus dem Yoga-Kurs aus dem Staub gemacht hat, ist sie Single. Die paar Verabredungen, die sie seitdem hatte, waren gelinde gesagt eine Katastrophe. Dabei würde sie doch so gerne eine Familie gründen. Jetzt ist sie schon fast 36 und sie hört ihre biologische Uhr ticken.

Daniela könnte die Trauer, den Neid und alle anderen Gefühle, die noch hochkommen, da sein lassen, sie spüren, die Tränen fließen lassen. »Was kann ich mir Gutes tun?«, könnte sie sich fragen. Sie könnte sich eine Tasse ihres duftenden Zimt-Tees machen und sich in eine Decke kuscheln.

Dann würde ihr einfallen, dass sie vor einigen Wochen eine DVD gekauft hat, und würde sich diesen inspirierenden Film ansehen. Der emotionale Heißhunger wäre weg, die Pralinen vergessen. Daniela hätte den Sonntagnachmittag genossen und wäre abends früh zu Bett gegangen mit dem Vorsatz, ab jetzt einige Dinge in ihrem Leben zu ändern.

Vielleicht kommt Ihnen das eine oder andere in diesen beiden Beispielen bekannt vor. Den Heißhunger erst gar nicht entstehen zu lassen ist das Allerbeste, was man tun kann. In den nächsten Kapiteln gibt es noch viele Vorschläge dazu.

Ist der Heißhunger aber einmal hier, bleibt uns nur die Flucht nach vorne. Unkontrolliert alles im Moment verfügbare Essen in uns hineinzustopfen ist keine gute Strategie. Denn meist ist das, wonach uns unser Heißhunger greifen lässt, nicht die allerbeste Wahl: Schon sind Schokolade, Chips und Weißbrot in unserem Mund verschwunden. Das Ergebnis ist meist Unwohlsein und ein schlechtes Gewissen, weil wir uns übergessen haben.

Ich kenne meinen Heißhunger inzwischen ziemlich gut, habe ich doch in der Vergangenheit sehr unter ihm gelitten. Damals erkannte ich die Zusammenhänge zwischen den Vorgängen in meinem Körper und die Auswirkungen auf meinen Hunger noch nicht so genau. Ich dachte immer, es läge an mir, wenn ich zu viel aß. Ich dachte, ich sei ganz alleine Schuld daran, dass ich mich nicht beherrschen konnte. Natürlich entstand bei mir oft Heißhunger, wenn ich gelangweilt oder frustriert war. Dass es auch an meinem biochemischen Zustand im Körper lag, der gar nicht vordergründig durch meine Emotionen beeinflusst war, das fand ich erst später heraus. Diese Zusammenhänge zu erkennen war eine Befreiung für mich. Das Ergebnis der intensiven Beschäftigung mit diesen komplexen Zusammenhängen sind Strategien, die ich entwickelte, um bewusst und ohne Schaden mit meinem Heißhunger umgehen zu können.

Meine persönlichen Tipps bei Heißhunger:

- Mich hinsetzen, meinen Körper spüren und bewusst und tief atmen ist immer die erste und wichtigste Maßnahme.
- Dann finde ich heraus, wo der Heißhunger seinen Ursprung hat. Steckt eine Emotion dahinter? Ist es eher eine körperliche Reaktion?
- Wenn sich der Heißhunger nur mit Essen beruhigen lässt, esse ich eine Kleinigkeit.
- Steckt eine Emotion dahinter, lasse ich diese zu.
- Ich beobachte meinen Impuls, etwas essen zu wollen, ohne darauf zu reagieren.
- Ich stelle mir vor, wie ich mit meinem Heißhunger in Kontakt trete, und unterhalte mich mit ihm. Er verhält sich oft wie ein kleines, zorniges Kind. Wenn er merkt, dass er meine Aufmerksamkeit hat und ich ihn ernst nehme, nimmt der Drang zu essen rapide ab.
- Ich schicke liebevolle Gedanken an meinen Körper und danke ihm für die Arbeit, die er leistet, um das Gleichgewicht aufrechtzuerhalten.
- Ich lenke mich mit anderen Dingen ab.

Jetzt ist der Heißhunger nur mehr sehr selten bei mir zu Gast. Und wenn er kommt, habe ich jederzeit meine Liste zur Hand und kann ihm mit Gelassenheit begegnen.

Übung: Strategien gegen den Heißhunger entwickeln

- Denken Sie nach, wie Sie in der Vergangenheit bei Heißhunger reagiert haben. Haben Sie schon ein wirksames Rezept, wie Sie damit umgehen?
- Schreiben Sie alle möglichen Strategien gegen den plötzlichen Heißhunger auf ein Blatt Papier. Bewahren Sie es in Ihrem Küchenkasten auf oder hängen sie den Zettel gut sichtbar auf die Pinnwand. Wenn der Heißhunger sich meldet, haben Sie sofort Hilfe zur Hand.

Was hilft?

Wir haben jetzt herausgefunden, wie Heißhunger entsteht und wie wir damit umgehen, wenn er schon da ist. Was können wir aber im Vorfeld tun, damit Heißhunger erst gar nicht entsteht?

Wir können zum einen grundsätzlich unsere Ernährung überdenken. Besteht unser Speiseplan aus Marmeladebroten, Nudelgerichten und Süßigkeiten, dann ist die Wahrscheinlichkeit, dass sich unser Blutzuckerspiegel in einer ständigen Berg- und Talfahrt befindet, ziemlich groß. Wenn wir Nahrungsmittel essen, die viel Zucker enthalten, wird in der Bauchspeicheldrüse Insulin produziert, damit diese Zuckermoleküle rasch aus der Blutbahn in die Zellen transportiert werden. Schnell sinkt unser Blutzuckerspiegel wieder ab. Der Körper strebt aber immer nach einem Gleichgewicht. Er möchte sich wieder einpendeln, einen konstanten Blutzuckerspiegel aufrechterhalten. Durch ein zu starkes Absinken des Blutzuckerspiegels wird deshalb Heißhunger ausgelöst, wir greifen spontan nach dem Donut oder dem Schokoriegel, weil diese Süßigkeiten uns rasch wieder Glukose zur Verfügung stellen. Damit programmieren wir jedoch die nächste Heißhungerattacke.

Mit einer klug durchdachten Ernährungsweise können wir jedoch aus diesem Dilemma aussteigen. Das Ziel ist, unseren Blutzuckerspiegel so konstant wie möglich zu halten. Zunächst ist es wichtig, einen geregelten Essrhythmus zu haben. Wenn der Körper seine Mahlzeiten innerhalb einer bestimmten Zeitspanne bekommt, kann er sich darauf einstimmen. Der Körper mag Regelmäßigkeit und braucht sie auch. Natürlich heißt das nicht, dass wir unseren Bleistift um Punkt zwölf Uhr fallen lassen sollen, um zu Mittag zu essen. Jeder von uns hat seinen eigenen Rhythmus und kann seine Mahlzeiten so in seinen Tagesablauf einbauen, wie es für ihn passt.

Hilfreiche Nahrungsmittel gegen den Heißhunger

Mit welchen Nahrungsmitteln können wir unserem Blutzuckerspiegel die Berg- und Talfahrten ersparen und damit den Heißhunger im Zaum halten? Wenn wir so essen wie vor der Industriellen Revolution, als es die Lebensmittelindustrie noch nicht gab, sind wir auf dem richtigen Weg. Je natürlicher und einfacher, desto besser. Essen wir doch wieder richtige Nahrung, nicht im Labor hergestellte Schein-Lebensmittel! Eigentlich ist es ganz simpel:

- Gemüse
- Obst
- Getreide aus dem vollen Korn
- Nüsse
- Beeren
- Fisch und Fleisch

Je ursprünglicher unsere Ernährung ist, desto besser kann unser Körper damit umgehen. Je mehr ein Produkt verarbeitet wurde, desto mehr an Inhaltsstoffen wird ihm auch entzogen. Essen wir doch einen Apfel, anstatt den Multivitaminsaft mit zugesetztem Zucker oder Süßstoff zu trinken. Probieren wir doch, unser Müsli selbst zu mixen, anstatt uns große Kartons mit bunt eingefärbten Getreideflocken aus dem Supermarkt zu besorgen. Wenn uns die Lust nach Süßem überkommt, können wir uns ein Glas Sauermilch mit frischen Beeren mixen, anstatt Milchschokolade zu naschen, die uns zwar für den Moment ein kurzes Glücksgefühl beschert, uns jedoch eine Stunde später müde und gereizt sein lässt. Alles ist eine Frage der Ausgewogenheit. Wenn wir darauf achten, dass wir ausreichend von den richtigen Nahrungsmitteln essen, und uns von überzuckerter Industrienahrung fernhalten, hat auch der Heißhunger keine Chance.

Fünf wichtige Maßnahmen, die dem Heißhunger vorbeugen

1. GENÜGEND EIWEISS AUFNEHMEN

Der Mensch braucht etwa 1,5 Gramm Eiweiß pro Kilogramm Körpergewicht zum Aufbau von Muskeln, Hormonen und anderen körpereigenen Stoffen. Eiweiß macht uns satt und erhöht außerdem die Fettverbrennung. Wichtig ist jedoch auch die Qualität des aufgenommenen Proteins. Hier ist weniger mehr. Fleisch aus der hormongefütterten Massentierhaltung ist nicht empfehlenswert, lieber zum Bio-Huhn greifen oder auf pflanzliches Eiweiß, das in Linsen und anderen Hülsenfrüchten enthalten ist, zurückgreifen.

2. DIE RICHTIGEN KOHLENHYDRATE ESSEN

Bevorzugt komplexe Kohlenhydrate und Lebensmittel mit einem niedrigen glykämischen Index (GI) essen. Der GI ist ein Maßstab dafür, welche Wirkung ein kohlenhydrathaltiges Nahrungsmittel auf den Anstieg des Blutzuckerspiegels hat. Je höher der Wert, desto höher steigt der Blutzuckerspiegel an. Günstig sind also Lebensmittel mit einem niedrigen GI wie Getreide, Gemüse, nicht zu süßes Obst, Hülsenfrüchte und Nüsse. Produkte, die weißes Mehl und Zucker enthalten, haben einen hohen GI und sollten deshalb sparsam verwendet werden.

3. INDUSTRIENAHRUNG MEIDEN

Moderne, industrielle Nahrung wird auch als »unser tägliches Gift« bezeichnet. Dass Industrienahrung alles andere als gesundheitsförderlich ist, hat sich auch schon bei weniger gesundheitsbewussten Menschen herumgesprochen. Leider handeln auch die heutigen Naturkostläden oftmals mit Industrienahrung. Nicht alles ist »Natur« oder »natürlich«, auch wenn es auf der Packung so angepriesen wird. Industrienahrung ist verarmte Nahrung, die künstlich wieder aufgepeppt wurde. Fertiggerichte mit Maisstärke, minderwertigen Fetten, Süßstoffen, Konservierungsstoffen und künstlichen Aromen haben sich sehr weit von unserer natürlichen Nahrung entfernt und führen zu Heißhunger.

4. RICHTIGER UMGANG MIT GEFÜHLEN

Der Körper wird als Vehikel verwendet, um uns durch unsere Gefühle etwas mitzuteilen. Wir müssen jedoch nicht jedes Gefühl durch eine Handlung ausagieren (zum Beispiel zum Kühlschrank gehen und zu essen). Wir können lernen, bei emotionalem Heißhunger unseren Impuls zu kontrollieren und zu erkennen, was hinter den Gefühlen tatsächlich steckt. Über den richtigen Umgang mit Gefühlen werde ich noch im fünften Kapitel eingehen.

5. EINEN GESUNDEN LEBENSSTIL PFLEGEN

Wenn Stress in unserem Leben überwiegt, wenn sich ungesunde Verhaltensweisen breitmachen und dadurch die Lust am Leben verloren geht, ist es an der Zeit, umzudenken und die eine oder andere Veränderung vorzunehmen. Denn auch dadurch kann Heißhunger entstehen. Ausreichend Bewegung, Entspannung, genügend Schlaf und eine positive Lebenseinstellung sind die Voraussetzung für Wohlgefühl und ein freudvolles Leben.

Fragen Sie sich:

- Haben Sie die Ursache Ihres Heißhungers erkannt?
- Wo können Sie kleine Schritte der Veränderung in der Auswahl Ihrer Lebensmittel machen?

Stressesser

Wir leben in einer Zeit, in der Stress zum Alltag gehört. Der Job, die Familie, der Haushalt, das alles hält uns auf Trab. Die beste Freundin möchten wir auch wieder einmal treffen, und unseren Lieblingssport üben wir auch nicht so oft aus, wie wir es uns wünschen. Zeit für uns selbst ist schon fast zum Fremdwort geworden. Wir sind ausgepowert und manchmal einfach nur müde. Es gibt Zeiten, da wird uns alles zu viel und wir möchten am liebsten ins Bett kriechen, die Decke über den Kopf ziehen und unsere Ruhe haben.

Bei Stress wechselt der Körper automatisch ins Programm unserer Urahnen. Unser Herz rast, der Blutdruck steigt, wir atmen schneller und die verschiedenen Hormone werden in die Blutbahn geschleust. Unser Körper ist auf Alarmstufe, alles, was zählt, ist Überleben. Wir schalten auf Angriff oder Flucht. Dieser Mechanismus beschützt uns in lebensgefährlichen Situationen. Wir attackieren den Feind oder flüchten vor Naturkatastrophen, um unser Leben zu retten. Auch das Verdauungssystem wird eingestellt, denn alle Energie wird gebraucht, um gegen den Säbelzahntiger zu kämpfen.

Die Zeit der Säbelzahntiger ist schon lange vorbei, doch unsere alte Programmierung und somit die körperliche Stressreaktion ist geblieben. Heute kämpfen wir im Großstadtdschungel, und das nicht nur für fünf Minuten, sondern den ganzen Tag. Die Stresshormone im Körper sind auf Dauer erhöht, wir sind ständig in Kampfbereitschaft. Da ist es natürlich kein Wunder, wenn wir zum Essen greifen, um uns wenigstens etwas zu beruhigen. Doch bei Stress ist das ganze Verdauungssystem auf Sparflamme, das Essen sitzt stundenlang schwer im Magen, und wenn es dann verdaut ist, landet es am Bauch und an den Hüften. Unser Stoffwechsel wird heruntergefahren, Nährstoffe aus der Nahrung werden nicht ausreichend absorbiert, wir atmen flach und bekommen nicht genügend Sauerstoff. Chronischer Stress macht uns müde, und er macht uns dick.

Gegen den Stress anessen

Wir leben nun einmal in dieser hektischen und hoch technologisierten Welt, zurückdrehen können wir die Zeit nicht. Aber wir haben die Möglichkeit, unser eigenes Leben zu entstressen.

Meine Klientin Caroline hat einen interessanten, abwechslungsreichen, aber auch stressigen Job in einer Modeagentur. Den ganzen Tag ist sie mit Kunden beschäftigt, plant Projekte, organisiert, repräsentiert und hält ihrer Chefin den Rücken frei. Ein- bis zweimal pro Woche ist sie zu Abendveranstaltungen eingeladen, die sie bis jetzt immer gerne besucht hat. Doch in letzter Zeit merkt sie, dass sie mehr und mehr ihren Spaß an der Arbeit verliert. Sie ist müde, oft schlecht gelaunt und fühlt sich ausgelaugt. »Es ist der ganze Stress, das alles ist zu viel geworden für mich in letzter Zeit. Ich komme abends müde nach Hause und kann gar nichts mehr tun. Nur mehr gut essen und ein bis zwei Gläser Wein trinken, um endlich einmal von dieser ganzen Hektik runterzukommen.« Caroline merkt, dass es an der Zeit ist, etwas zu verändern. »Wie kann ich besser mit meinem Stress umgehen und meine Ernährung wieder besser und gesünder gestalten?«

Wir besprechen gemeinsam die Wahl der richtigen Lebensmittel. Wir erarbeiten, wie sie tagsüber richtig essen kann, damit sie gut über den Tag kommt und der Heißhunger am Abend wegfällt. Sie wird in Zukunft versuchen, mit anderen Entspannungsmethoden den Stress in der Firma abzubauen. Caroline hat schon einiges ausprobiert: Yoga, geführte Meditationen und Atemübungen, Kräutertee statt dem Glas Wein und ein Spaziergang nach dem Abendessen. Sie weiß, dass sie damit den Stress gut abbauen kann, doch im Moment schafft sie es nicht, diese Strategien anzuwenden.

Ich gehe mit meinen Fragen ein bisschen tiefer. Irgendetwas scheint noch hinter diesem stressigen Leben zu stecken. »Das Interessante ist«, sagt Caroline, »dass ich zur Zeit ständig etwas unternehmen muss. Wenn ich in der Firma einmal nicht so viel zu tun habe, verabrede ich mich am Abend mit Freunden. Auch die Wochenenden habe ich verplant. Ich kann mich gar nicht erinnern, wann ich einen freien Samstag oder Sonntag hatte, an dem kein Programm auf dem Plan stand.« Caroline braucht also den Stress. Oder besser gesagt, sie hat dieses stressreiche Leben gewählt, um damit irgendetwas zu bezwecken. »Was wäre, wenn Sie es gemütlich angehen würden: Den Stress in der Arbeit soweit es geht reduzieren und an den Abenden entspannen, abschalten, nichts tun, genießen?«, frage ich sie. Plötzlich hat Caroline eine Erkenntnis und sie sieht mich mit großen Augen an. »Das wäre ganz furchtbar. Ich hätte Zeit nachzudenken und käme vielleicht drauf, dass mich dieses Leben, so wie ich es jetzt führe, gar nicht mehr erfüllt. Solange ich den ganzen Tag zu tun habe und gestresst bin, brauche ich mich damit nicht auseinanderzusetzen.«

Caroline hat die Ursache ihres stressreichen Lebens erkannt. Für sie ist es eine Strategie, um ihre aufkeimende Unzufriedenheit zu verbergen. Denn ganz tief in ihrem Inneren denkt sie: »Das kann doch nicht alles gewesen sein, da muss es noch mehr geben!« Der Beruf hat für sie seinen Reiz verloren, ihre Beziehung ist zur Routine geworden. Doch Caroline ist mutig, eine Frau der Tat. Sie möchte herausfinden, was es noch für Möglichkeiten in ihrem Leben gibt. Sie nimmt sich vor, ab jetzt Tagebuch zu führen, alles niederzuschreiben, was sie belastet, alte Wünsche und Träume auszugraben. Sie ist bereit, ihr Leben zu verändern. Und sie nimmt sich vor, zukünftig das Essen nicht mehr zu verwenden, um zu entstressen. Das nächste Wochenende wird sie sich freinehmen. Keine Verpflichtungen, keine Pläne, kein Programm. Sie wird sich in ein nettes Kaffeehaus oder zu Hause gemütlich auf die Couch setzen und losschreiben.

Fragen Sie sich:

- Betrachten Sie Ihr Leben einmal ganz genau. Wie viel Stress haben Sie?
- Welcher Stress ist selbstgemacht, wo könnten Sie ihn vermeiden?
- Essen Sie, wenn Sie Stress haben, oder verschlägt es Ihnen den Appetit? Verwenden Sie Essen, um am Abend von dem ganzen Stress des Tages zu entspannen?
- Wie wird Ihr Leben in zehn Jahren sein, wenn Sie so weitermachen?
- Welche anderen Möglichkeiten gäbe es, um Ihren Stress abzubauen? Wie können Sie effektiv Ihr Leben entstressen?
- Sind Sie mit Ihrem Leben zufrieden, so wie es läuft, oder möchten Sie das eine oder andere verändern?
- Kaufen Sie sich ein Tagebuch und beginnen Sie, alles aufzuschreiben was Ihnen durch den Kopf geht. Sammeln Sie Ideen für Veränderungen. Sie brauchen es nicht gleich umzusetzen! Wichtig ist, dass Sie Ihre Träume zuerst überhaupt einmal zulassen.

Essen für die gute Laune

Oftmals setzen wir uns zu sehr unter Druck, auch ja das Richtige zu essen. Dies führt dazu, dass wir uns nur noch gestresster fühlen. »Habe ich den heutigen Bedarf an Kalorien schon überschritten? Habe ich genug Gemüse gegessen und das richtige Öl für den Salat verwendet? Sollte ich mir nicht doch zusätzliche Vitamintabletten besorgen? Ich weiß ja nicht, ob im Essen alles drin ist, was ich brauche.« Wir alle wissen von den ausgelaugten Böden, den Pestiziden im Obst und der Umweltverschmutzung. Vielleicht sollten wir uns doch ausschließlich von Bioprodukten ernähren oder zur veganen Ernährung überwechseln?

Solche Gedanken kreisen in unseren Köpfen – und schon beginnt der Körper Stresshormone zu produzieren. Was ist passiert? Irgendwo zwischen der Zeit, als wir als Kinder im Frühsommer lustvoll die ersten Kirschen gegessen haben, ohne an Kalorien zu denken, dem Durchblättern der Lifestyle-Magazine als Jugendliche und dem Ausprobieren der ersten Diät ist etwas in uns verloren gegangen. Es ist die Lust am Essen und der unbekümmerte Zugang dazu. Damals waren Erdbeeren nur Erdbeeren und kein Produkt aus Vitaminen und Kalorien. Als wir Kinder waren, hatten wir bei einem Stück Torte keine Angst, dass wir zunehmen würden, wenn wir sie aßen. Es war ein Stück Torte, liebevoll von unserer Mutter oder Tante Erna gebacken. Mit Kerzen drauf an unserem Geburtstag oder mit bunten Schokoeiern zu Ostern. Wir haben ein Stück genossen – oder haben nur von der Verzierung genascht. Und damit war es gut. Essen war Essen. Ein lustvolles Erlebnis, das uns den Hunger genommen hat. Danach waren wir satt, zufrieden und gut gelaunt.

Essen für die gute Laune, Essen aus Freude, gibt es das heute überhaupt noch? Heute besteht unser Essen aus Zucker und Eiweiß und irgendwelchen anderen Stoffen. Es enthält Kalorien oder böse Fette oder krankmachende

Stoffe. Wir haben unser Essen chemisch analysiert, in seine Bausteine zerlegt und jetzt versuchen wir, ja genug von den Inhaltsstoffen zu bekommen. Damit das funktioniert, werden Substanzen in unsere Nahrung eingeschleust: Bakterien ins Joghurt, Vitamine in die Milch und Omega-3-Fettsäuren ins Brot. Aus der Angst heraus, mit allen Mitteln unsere Gesundheit zu erhalten, hat sich in den letzten Jahren sogar eine Essstörung entwickelt, die *Orthorexia nervosa* genannt wird. Hier sind Betroffene zwanghaft darauf fixiert, sich so gesund wie möglich zu ernähren. Gesunde Ernährung wird zur Obsession, Freude und Genuss am Essen spielen überhaupt keine Rolle mehr, ja werden sogar verachtet. Gegessen wird, was die richtigen Nährstoffe enthält, damit der Körper gesund bleibt und perfekt funktioniert. So, als wäre er eine Maschine. Doch das ist er nicht. Orthorexie hat viele Ursachen, spiegelt jedoch unsere momentane Gesellschaft wider, in der Lebensfreude und Genuss wenig Platz haben. Dieser zwanghafte Zugang zur Ernährung führt zu einem freudlosen Leben. Doch wenn die Angst vor Übergewicht und Krankheit uns in den Bioladen treibt, läuft irgendetwas falsch.

Ist Essen für Sie zum Stressfaktor geworden?

- Sie verbringen mehr als drei Stunden pro Tag damit, über gesundes Essen nachzudenken, zu planen, Rezepte zu suchen, einzukaufen, mit Freunden über Ihre Ernährungsweise zu diskutieren.
- Essen ist für Sie ein Konzept geworden. Sie interessieren sich mehr für die Inhaltsstoffe und den Kaloriengehalt Ihrer Nahrung als dafür, wie gut sie Ihnen letztendlich tut.
- Sie haben sich strengen Ernährungsregeln unterworfen, die Sie diszipliniert einhalten. Sie schöpfen Ihren Selbstwert daraus. Je »braver« Sie waren, desto befriedigender ist es für Sie.

- Ihre Regeln werden immer strenger. Sie überlegen sich, was Sie noch verbessern könnten: den Kaffee streichen, nur mehr Bio-Lebensmittel einkaufen, den Zucker ganz weglassen. Sie bringen Opfer für Ihre Gesundheit und fühlen sich gut in dieser Rolle.
- Sie fühlen sich schuldig, wenn Sie einmal eine Regel brechen.
- Sie fühlen sich anderen gegenüber überlegen.
- Menschen, die sich nicht so gesund ernähren wie Sie, betrachten Sie mit einem mitleidigen Blick.
- Sie isolieren sich gesellschaftlich. Wenn Sie auswärts essen, dann nur mehr in speziellen und ausgesuchten Restaurants.
- Ihre Ernährung ist zur wichtigsten Sache in Ihrem Leben geworden. Andere Dinge finden keinen Platz mehr.
- Essen hat für Sie nichts mehr mit Genuss, Freude und Sinnlichkeit zu tun.

Vielleicht haben Sie sich in dem einen oder anderen Punkt wiedererkannt? Wenn Sie viele dieser Punkte bejaht haben und gesundes Essen um jeden Preis Ihr Leben vereinnahmt, besteht Handlungsbedarf. Wir müssen das Essen – und vor allem die Idee des gesunden Essens – überdenken und auf seinen richtigen Platz zurückstellen. Wir müssen Essen wieder ins Gleichgewicht zurückpendeln lassen. Lassen Sie uns doch alle Zwanghaftigkeit und Ernährungskonzepte von unserem Esstisch verbannen! Entspannen wir uns endlich wieder. Nur so können wir zu einem angstfreien Zugang zum Essen zurückfinden. Indem wir wieder Freude und Genuss beim Essen zulassen und uns erlauben, alle selbst auferlegten Vorschriften und Regeln umzustoßen, können wir durchatmen und uns locker machen. Mit dieser Änderung können wir schon einen beträchtlichen Anteil an Stress loslassen. Die gute Laune beim Essen kehrt zurück.

Fragen Sie sich:

- Was bedeutet gesunde Ernährung für Sie persönlich?
- Haben Sie sich Regeln auferlegt, die Sie immer konsequent einhalten?
- Fühlen Sie sich schuldig, wenn Sie diese Regeln dann doch einmal brechen?
- Wie können Sie den Stress aus Ihrer Einstellung zum Essen herausnehmen?
- Wie können Sie wieder Freude und gute Laune beim Essen haben?

Das Leben entschleunigen

Wenn wir unser Essen entstressen, entstressen wir auch unser Leben. Stress führt zu Heißhunger und Heißhunger wiederum führt zu Stress. Wir wollen nichts von beidem haben. Unseren Alltag zu entschleunigen ist ein wichtiger erster Schritt, um wieder zu einem entspannten Zugang zum Leben zu finden.

Wie beginnen wir unseren Tag? Wachen wir auf und freuen uns auf das, was der Tag an Möglichkeiten und Überraschungen für uns bereithält? Oder fangen unsere Gedanken schon beim ersten Augenaufschlag an, wild in unserem Kopf herumzuspuken? Was es da alles zu erledigen und zu bedenken gibt! Die Katze muss geimpft werden, die Schwiegermutter haben wir auch schon lange nicht mehr angerufen und von einem gemütlichen Kaffeeplausch mit der Freundin können wir momentan nur träumen. Da sind der Job und die Familie und alle anderen Verpflichtungen. Es ist kein Wunder, dass bei den Gedanken an all diese Dinge unser Herzschlag beschleunigt wird. Oft hilft dann nur der Griff in die Keksdose, um uns kurzfristig zu beruhigen. Das glauben wir jedenfalls.

Doch es gibt Möglichkeiten, die Geschwindigkeit aus unserem Leben herauszunehmen. Dabei gilt es, einen sehr ehrlichen Blick auf unser Leben zu werfen. Dann können wir nach und nach das angesammelte Gerümpel aus den verschiedenen Lebensbereichen räumen. Wie viel Zeit verbringen wir vor dem Fernseher? Wie viel Zeit verbringen wir damit, nach materiellen Dingen zu jagen, die wir dann eigentlich gar nicht brauchen? Noch ein paar Schuhe oder ein neues elektronisches Spielzeug machen unser Leben nicht entspannter. Anstatt nach der Arbeit nach Hause zu hetzen, könnten wir doch einmal gemütlich durch den Park bummeln. Statt der Fernsehserie am Mittwochabend könnten wir einen Yoga-Kurs belegen. Wir brauchen nicht auf jede Veranstaltung zu gehen, zu der wir eingeladen sind. Wir müssen nicht jede

Woche zum Mädelsabend oder zum Stammtisch, wo wir dann ein Glas zu viel trinken und am nächsten Tag immer müde sind und uns zerschlagen fühlen. Wie wäre es stattdessen mit Ausschlafen? Wir glauben, immer etwas zu versäumen, und hetzen gestresst durchs Leben. Dabei verlieren wir unser Gleichgewicht, unsere innere Mitte.

Haben wir doch den Mut und entrümpeln wir unser Leben! Verabschieden wir uns von Dingen und Menschen, die uns unsere Zeit rauben. Ich möchte hier zu einigen praktischen Übungen anregen, die ich selbst immer wieder gerne mache und die auch bei meinen Klienten Anklang finden.

Übung: Den Vorratsschrank entrümpeln

Diese Übung sollte bewusst und in aller Ruhe durchgeführt werden. Nehmen Sie sich dafür mindestens eine Stunde dazu Zeit.

- Machen Sie Musik und schaffen Sie eine schöne Stimmung. Sie können auch eine Kerze anzünden oder Ihren Lieblingsduft in Ihre Aromalampe geben.
- Nun gehen Sie zum Schrank, in dem Sie Ihre Lebensmittel aufbewahren, und nehmen Sie Stück für Stück heraus. Halten Sie dabei jedes Lebensmittel eine Weile in Ihrer Hand und spüren Sie in Ihren Körper hinein. Stellen Sie sich in Gedanken die Frage: »Tut mir diese Nahrung wirklich gut?« Vertrauen Sie dabei auf Ihr Gefühl und auf Ihre innere Stimme.
- Trennen Sie die Lebensmittel in zwei Haufen: Wenn Sie ein gedankliches »Ja« oder ein bejahendes Gefühl spüren, dann legen Sie es auf den einen, bei einem »Nein« auf den anderen Stapel.
- Wenn der Vorratsschrank ganz ausgeräumt ist, säubern Sie die Fächer mit Wasser, dem Sie einen Spritzer Essig zugefügt haben.
- Nun können Sie die Lebensmittel, die Ihnen guttun, wieder einräumen.

- Atmen Sie tief durch und spüren Sie das gute Gefühl, etwas für Ihr Wohlbefinden getan zu haben.
- Verschenken Sie die übrig gebliebenen Lebensmittel an Ihre Nachbarin, füttern Sie damit Ihren Hamster oder entsorgen Sie sie. Haben Sie kein schlechtes Gewissen, wenn Sie etwas wegwerfen: Würden Sie es essen, wären Sie selbst der Abfalleimer.

Übung: Die Wohnung entrümpeln

Nehmen Sie sich auch hier genügend Zeit und gehen Sie freudig an die Arbeit. Wenn Sie nicht so gerne putzen, bitten Sie eine Freundin, Ihnen dabei zu helfen. So können Sie Spaß an der Sache haben und mehr erledigen. Wenn Sie dafür zu viel Zeit benötigen würden, teilen Sie den Wohnungsputz auf mehrere Tage auf. Verwenden Sie keine aggressiven Putzmittel, es reicht, wenn Sie Essigwasser verwenden, dem Sie einige Tropfen ätherisches Öl beigemengt haben.

- Schauen Sie Ihre Sachen durch. Seien Sie radikal! Verabschieden Sie sich von allem, was sie nicht mehr brauchen und was nur im Weg herumsteht.
- Halten Sie Ausschau nach Spinnweben und versteckten Flusen unter den Betten – machen Sie Schmutz und Staub den Garaus!
- Lüften Sie ausgiebig zum Abschluss und freuen Sie sich an der neuen Klarheit, die in Ihrer Wohnung herrscht.
- Ein Wohnungsputz inklusive Entrümpelung kann Wunder wirken. Sie haben nachher nicht nur eine saubere Wohnung, sondern Sie haben sich auch von viel Ballast und Stress befreit.

Meditation: Das Leben entrümpeln

- Suchen Sie sich einen ruhigen Platz, schließen Sie die Augen und entspannen Sie sich.

- Atmen Sie tief ein und aus und lenken Sie ihre Aufmerksamkeit nach innen.
- Denken Sie an Ihr Leben, so wie es momentan ist. Wo haben Sie Gerümpel angesammelt? Welcher Bereich Ihres Lebens stresst Sie? Welche Menschen tun Ihnen nicht gut?
- Beobachten Sie, ob dabei innere Bilder aufsteigen oder Gefühle auftauchen.
- Fragen Sie Ihre Intuition: »Was kann ich verändern, was kann ich gehen lassen?«
- Lauschen Sie auf eine Antwort.
- Atmen Sie bewusst alles, was Sie belastet und stresst, durch den Mund aus.
- Sie können diese Meditation immer durchführen, wenn Sie das Gefühl haben, gestresst zu sein. Seien Sie geduldig mit sich und setzen Sie sich nicht unter Druck, auch wenn Sie nicht gleich klare Antworten erhalten. Je besser Sie sich kennenlernen und je mehr Sie sich mit Ihrem Innenleben auseinandersetzen, desto leichter wird es für Sie werden.

Übung: Atmen gegen den Stress

Wenn es einmal schnell gehen soll, ist dies eine wunderbare Atemübung, die sich »16 Sekunden zur Glückseligkeit« nennt. Man kann sie überall und jederzeit anwenden, und obwohl sie so einfach klingt, ist sie überaus effektiv.

- Halten Sie inne und lenken Sie Ihre Aufmerksamkeit auf Ihren Atem.
- Atmen Sie vier Sekunden ein.
- Halten Sie vier Sekunden lang den Atem an.
- Atmen Sie vier Sekunden aus.
- Halten Sie vier Sekunden lang den Atem an.
- Schon sind sie weniger gestresst und können erfrischt Ihre Arbeit fortsetzen.

III. Bewusst essen: der Schlüssel zum Wohlbefinden

Achtsam essen

Achtsamkeit

Was heißt eigentlich »Bewusst essen«, was verstehen wir darunter? Eine bewusste Ernährung setzt sich aus mehreren Komponenten zusammen. Ein wichtiger Teil davon ist Achtsamkeit. Wie achtsam sind wir, während wir essen? Sind wir uns der Farben bewusst und des Geruchs, der den Speisen entströmt? Achten wir auf die Textur und den Geschmack, während wir den ersten Bissen in den Mund stecken, kauen, schlucken? Sind wir uns des Hungers bewusst, bevor wir beginnen zu essen, und der Sattheit, wenn wir aufhören? Und was ist mit unserem Körper? Sind wir physisch anwesend, spüren wir uns, während wir sitzen und essen? Oder sind wir in Gedanken weit weg, bei unserem nächsten Projekt, was wir bis zum Abend noch alles zu erledigen haben oder bei der Bemerkung einer Kollegin, die uns gekränkt hat?

Achtsam sein heißt, da zu sein. Bemerken, was da ist. Den Geruch und Geschmack des Essens. Das Wasser, das uns im Mund zusammenläuft. Den Körper, wie er dasitzt, die Hand, die die Gabel hält, den Gedanken an Kalorien, der sich formt, das Gefühl des Zu-dick-Seins, das plötzlich aufsteigt. Das alles ist Achtsamkeit. Wir achten darauf, was wir wahrnehmen.

Akzeptanz

Neben der Achtsamkeit gehören zum Prozess des bewussten Essens auch Akzeptanz und Nicht-Werten. Wie gehe ich um mit dem, was ich wahrnehme? Bewerte ich die Situation? Akzeptiere ich das, was da ist? Wenn wir wirklich bewusst essen, akzeptieren wir, dass wir hier in diesem Moment da sind, ohne einen Gedanken des Widerstands, ohne woanders sein zu wollen, ohne eine andere Speise vor uns stehen zu haben. Ja, sogar ohne einen anderen Körper, einen anderen Gedanken oder ein anderes Gefühl haben zu wollen. Und diesem »Was da ist« treten wir in liebevoller Wertfreiheit entgegen. Doch das gefällt dem inneren Kritiker, der in jedem von uns wohnt, gar nicht. Gerade in Sachen Essen schwingt er sich zu Hochform auf, haben wir ihn doch jahrelang darauf trainiert. »Was, das willst du alles essen? Das sind doch viel zu viele Kalorien!« Oder: »Hast du nicht gemerkt, dass deine Hose ziemlich knapp sitzt? Du solltest dieses Stück Kuchen überhaupt nicht essen, was denkst du dir eigentlich dabei?«

Loslassen

Sich in Wertfreiheit zu üben fällt vielen von uns schwer. Erst wenn wir achtsamer werden, merken wir, wie viele wertende und verurteilende Gedanken wir in Bezug auf das Essen und unseren Umgang mit dem Essen haben. Wir können dem gegenübertreten, indem wir loslassen. Loslassen ist ein weiterer Aspekt des bewussten Essens – und gehört zu den schwierigsten Dingen im Leben.

Das Wort »Loslassen« ist ziemlich überstrapaziert. Wie oft haben wir die Aussage von wohlmeinenden Menschen in unserem Umfeld gehört: »Du musst einfach nur loslassen.« Wenn das so leicht wäre, wenn wir in dem Moment einfach loslassen könnten, würden wir es ja tun. Wir verwechseln das Loslassen mit Etwas-loswerden-Wollen. Dadurch bewirken wir aber das Gegenteil. Denn je mehr wir etwas nicht haben wollen – einen Zustand, eine Situation, ein Verhalten –, desto mehr binden wir diese Dinge an uns.

Richtiges Loslassen bedeutet vorerst einmal, das, was wir nicht wollen, anzunehmen. Die Tatsache, dass wir über unsere Sattheit hinaus essen, dass wir gierig Essen in uns hineinstopfen oder zwanghaft Diät halten, Kalorien zählen und hungern. Erst wenn wir uns unser Verhalten bewusst machen und anerkennen, dass wir so handeln, können wir neue Entscheidungen treffen. Wir können dann das alte Verhalten gehen lassen und ein neues einüben. Das ist der Weg des Meisters, der durch stetiges Üben bewusster wird. Doch üben müssen wir alle.

Versuchen Sie es doch einmal mit der ungewöhnlichen Praxis der »Schokoladenmeditation«. Vor allem »Schokoholiker« lieben diese Übung und können nachher besser und bewusster mit dem Naschen von Schokolade umgehen.

Wenn wir das Wort Schokolade nur hören, löst es zwiespältige Gefühle in uns aus. Auf der einen Seite lieben wir Schokolade, andererseits haben wir auch ein schlechtes Gewissen, wenn wir sie essen. Der Grund dafür ist, dass es oft nicht bei dem einen kleinen Stück oder der einen Rippe bleibt. Schokolade wirkt bei vielen von uns als Auslöser für unbewusstes Naschen. Haben wir einmal angefangen, wird die ganze Tafel verputzt, was dazu führt, dass wir uns die Schokolade ganz verbieten. So lange, bis die Lust zu groß ist und wir – meist wieder mit schlechtem Gewissen – zu der süßen Versuchung greifen.

Übung: Schokoladenmeditation

Nehmen Sie sich ausreichend Zeit für diese Übung, setzen Sie sich bequem hin, entspannen Sie sich und schließen Sie zwischendurch immer wieder die Augen. Achten Sie während der gesamten Übung darauf, alle fünf Sinne einzusetzen.

- Suchen Sie sich eine eingewickelte Schokopraline aus, vorzugsweise aus dunkler Schokolade.
- Fühlen Sie das Gewicht der Praline in der Hand.
- Betrachten Sie die Form und die Farben auf der Verpackung.
- Beginnen Sie langsam, die Schokopraline auszuwickeln. Achten Sie auf die Geräusche der Folie. Tauchen dabei bestimmte Gefühle auf?
- Wie fühlt sich die Schokolade in Ihrer Hand an? Beschreiben Sie sie mit Ihren Worten, zum Beispiel: kühl auf der Haut, samtig …
- Streichen Sie mit den Fingern über die Schokolade.
- Bringen Sie die Praline nahe an Ihre Nase und atmen Sie tief ein. Verfolgen Sie, wie der Duft in Ihre Nase hineinfließt. Achten Sie darauf, welche Gedanken aufsteigen. Lassen Sie diese Gedanken weiterziehen.
- Nun legen Sie vorsichtig die Praline auf die Zunge und beißen Sie sie vorsichtig durch. Achten Sie darauf, was passiert. Den Einstrom des Speichels, die Explosion des Geschmacks in Ihrem Mund. Geben Sie sich dem Geschmack ganz hin, während Sie die Schokolade ganz langsam im Mund zerfließen lassen.
- Achten Sie auf Ihre Gefühle. Ist da ein Wunsch, ein weiteres Stück zu nehmen, obwohl Sie noch nicht aufgegessen haben? Beobachten Sie, wie dieser Wunsch an Intensität gewinnt und dann wieder abnimmt. Versuchen Sie, sich in den Moment hinein zu entspannen.
- Rollen Sie mit der Zunge die Schokolade im Mund herum. Achten Sie weiterhin auf auftretende Gefühle und Gedanken. Lassen Sie diese zu, aber haften Sie nicht an ihnen.
- Kauen Sie die verbleibende Schokolade, nehmen Sie bewusst wahr, wie Sie schlucken. Stellen Sie sich vor, wie die Praline in Ihrem Magen gelandet ist.

- Haben Sie ein Verlangen, noch eine Praline zu essen? Können Sie die Entscheidung treffen, aufzuhören? Achten Sie darauf, welche Gefühle und Gedanken aufsteigen, ohne diese zu bewerten.
- Lassen Sie den Genuss, den Sie aus der Praline erhalten haben, nachklingen. Räumen Sie die Verpackung weg und lassen Sie dabei bewusst jedes Verlangen nach mehr los.

Genuss und Sinnlichkeit

Was bedeutet eigentlich Sinnlichkeit und Genuss in Bezug auf unser Essen – aber auch auf das Leben schlechthin?

Sinnlichkeit ist die bewusste Hingabe an etwas Angenehmes. Wenn wir uns mit allen Sinnen für eine Sache öffnen, wird es zu einem besonders intensiven Erlebnis. Sinnlichkeit ist etwas Elementares, das schon als kleines Kind gelernt wird. Noch bevor es sprechen kann, nimmt das Baby über seine Sinne die verschiedensten Eindrücke wahr. Durch die Erfahrung über unsere Sinne lernen wir also schon im frühen Alter, Beziehungen aufzubauen: zur Natur, zu unserem Körper und zu anderen Menschen.

Leider geht besonders in Bezug auf das Essen die Sinnlichkeit im Alltag verloren. Wir sind gestresst, wir nehmen uns keine Zeit dafür, alles andere ist wichtiger, als in Ruhe und mit allen fünf Sinnen unsere Mahlzeit zu genießen. Maximal der Geschmack des Essens ist uns bewusst, der für kurze Zeit von der Zunge erforscht wird. Oder der Duft der Speise erfreut uns für einen Moment. Doch dass sich auch die Augen am Aussehen der Nahrung freuen können, die Ohren das Klingen des Geschirrs als Musik erkennen und wir in Entzücken geraten, wenn wir über die samtige Oberfläche eines Pfirsichs streichen, das bleibt in der Hektik auf der Strecke. Schade eigentlich. Denn was wäre unser Leben ohne diese bewusste Hingabe an die kleinen und einfachen Dinge, die das Leben ausmachen?

Der letzte Freitagabend ist für mich ein gutes Beispiel, wie ein sinnlicher und genussvoller Abend sein kann. Ich treffe mich alle paar Wochen mit drei Freundinnen. Wir plaudern, lachen viel und essen zusammen. Zum Abschluss meditieren wir gemeinsam. Letzte Woche war es wieder soweit, Ines lud uns in ihre Wohnung ein.

Nach einem langen und dunklen Winter genieße ich den verspäteten, lange ersehnten warmen Frühlingstag. Ich beobachte die Menschen in der Straßenbahn. Viele von ihnen hatten noch keine Zeit, ihre Winterkleidung wegzuräumen, und schwitzen in ihren dicken Wollsachen. Einige Mutige haben schon T-Shirts und Sandalen an. Es ist ein buntes Gewirr von Menschen und Kleidungsstücken. Fast über Nacht haben die Bäume explosionsartig ihre Blüten und Blätter hervorgezaubert. Ich genieße den warmen Wind, der meine Wangen streichelt. Endlich keine kalten Hände mehr! Endlich Sonne und der Duft des Frühlings. Ich bin glücklich. Ich freue mich, meine drei Freundinnen wiederzusehen. Wir haben uns viel zu erzählen: Ines hat ihren Job gekündigt, Carola zieht in eine neue Wohnung und Sibylle erzählt von Heiratsplänen und kalten Füßen.

Ines war am Nachmittag in der Natur unterwegs und hat frischen Bärlauch, Wildkräuter und Veilchen gesammelt. Mit diesen Pflanzen hat sie ein Festmahl zubereitet. Wir löffeln entzückt die köstliche Bärlauchcremesuppe. Sie ist von einem so tiefen Grün, dass ich mich daran gar nicht sattsehen kann. »Reinigt die Leber und stärkt das Herz«, erklärt Sibylle. Abgesehen davon schmeckt sie unglaublich lecker. Dazu essen wir frisch gebackenes Brot vom Lieblingsbäcker meiner Freundin. Als Dessert gibt es Obstsalat, den ich am Nachmittag aus frischen Erdbeeren und eingelegten Sauerkirschen zubereitet habe. Carola streut Veilchen auf unsere Portionen. Wie hübsch es doch aussieht, das Rot der Erdbeeren, gemischt mit dem Violett der Veilchen! Dazu essen wir selbstgemachten Kuchen, den Sybille mitgebracht hat. Dieses Essen ist ein Genuss, ein Fest der Sinne. Wir essen den Frühling, die Sonne und die Kraft der Natur mit diesen Speisen. Ich fühle mich geborgen und gut aufgehoben in dieser Runde. Es ist nicht nur das Essen das mich nährt, es sind die Gespräche, die Wärme und die Herzlichkeit.

Ich bin überhaupt nicht müde, ich fühle mich satt, aber trotzdem leicht, als ich am späten Abend in meine Wohnung zurückkomme. Ines hat uns allen frischen Bärlauch mitgegeben, daraus werde ich morgen Pesto machen. In kleine

Gläschen abgefüllt wird es ein hübsches Geschenk für meinen nächsten Besuch bei meiner Schwester Paula. Ich freue mich jetzt schon auf unser kommendes Zusammentreffen. Carola wird uns ihre neue Wohnung zeigen, vielleicht nehme ich selbstgebackenes Brot mit. Wir werden wieder gemeinsam essen und unsere Gesellschaft genießen. Das Leben kann so schön sein!

Bärlauchsuppe (Rezept für 4 Personen)

Zutaten: 1 großer Bund frischer Bärlauch, ½ TL Butter, 2 gekochte und geschälte Kartoffeln, 100 ml Sahne, Salz, Pfeffer.

Zubereitung: Den Bärlauch waschen und in grobe Streifen schneiden. Mit kochendem Wasser kurz blanchieren. Alle Zutaten mit dem Mixstab feinpürieren und mit der gewünschten Menge Wasser zu einer cremigen Suppe aufgießen.

Fragen Sie sich:

- Betrachten Sie Ihr Leben unter dem Aspekt des Genusses: Gibt es genug davon?
- Setzen Sie alle fünf Sinne ein, um Ihr Essen intensiv wahrzunehmen?
- Wie steht es in anderen Lebensbereichen? Hat Sinnlichkeit in Ihrem Alltag seinen Platz?
- Wie können Sie Raum für mehr Genuss und Sinnlichkeit schaffen?
- Machen Sie einen Spaziergang und nehmen Sie bewusst Ihre Umgebung mit allen Sinnen wahr: Was sehen Sie alles? Welche Geräusche hören Sie? Welche Gerüche nehmen Sie wahr? Was schmecken Sie, wenn Sie einen Schluck aus Ihrer Wasserflasche nehmen? Wie fühlt sich der Wind oder die Sonne auf Ihrer Haut an?

Im Moment essen

Im Grunde genommen ist es ganz einfach: Wenn wir wirklich im gegenwärtigen Moment sind, dann kann Essen für uns kein Problem sein. Dann sind wir aufmerksam und bewusst bei der Sache, kauen, schlucken und genießen mit allen Sinnen. Wir spüren unseren Körper, unseren Hunger und unsere Sattheit. Wenn wir im Moment essen, hören wir auch rechtzeitig auf damit. Es gibt kein gieriges Hineinstopfen oder unbewusstes Überessen.

Doch in unserem Alltag sieht es oft ganz anders aus. Wir denken an gestern und planen für morgen, während wir essen. Und auch, wenn wir richtig gutes Essen zu uns nehmen, genießen wir es nicht, weil unser Verstand uns ganz woanders hinträgt. Manchmal vergessen wir, dass wir überhaupt etwas essen, weil unsere Aufmerksamkeit vollkommen in anderen Aktivitäten verweilt. Dies kann passieren, wenn wir fernsehen und total vom Film gefesselt sind. Dann merken wir erst am Ende, dass wir in den letzten zwei Stunden die Kekspackung geleert haben und die Schale mit den Nüssen ebenso. Das gleiche Verhalten legen wir an den Tag, wenn wir am Computer sitzen und surfen oder intensiv mit einem Projekt beschäftigt sind. Oder wir wandern gedankenverloren durchs Haus und jedes Mal, wenn wir in der Küche vorbeikommen, nehmen wir uns ein paar Trauben aus der Obstschüssel oder eine Praline aus der hübschen Glasschale auf dem Wohnzimmertisch. Essen wird zu einer Aktivität reduziert, die mit vielen anderen Dingen gleichzeitig gemacht wird. Und genau hier liegt unsere Herausforderung: Um ein bewusstes Essverhalten zu entwickeln, müssen wir auch wieder lernen, im Moment zu sein und den gegenwärtigen Augenblick in seiner Totalität zu leben und zu erleben. Wenn wir erfolgreich im Moment essen wollen, müssen wir uns zuerst ansehen, welches Verhalten uns davon abhält. Im Folgenden habe ich vier Punkte aufgelistet, die dabei helfen können, in der Gegenwart zu sein.

Den Autopilot ausschalten

Wir haben uns sehr an ein Leben im Autopilot-Modus gewöhnt. Es ist einfacher, sich treiben zu lassen und uns von unserem antrainierten Verhalten und unserer Routine durch den Tag bringen zu lassen, ohne dass wir uns dabei als bewusster Mensch einbringen. Wir sind oft mit so vielen Dingen belastet und wünschen uns manchmal nur, dass der Tag irgendwie vorübergeht. Dem Moment aufmerksam zu begegnen finden wir anstrengend und mühsam.

Doch der Nachteil eines Lebens, das zum Großteil automatisch abläuft, ist, dass dadurch Lebendigkeit, echtes Vergnügen und tiefe Erfüllung regelrecht aus unserem Alltag herausgesaugt werden. Alles Geschehen findet an der Oberfläche statt, wir fühlen uns abgestumpft, leblos und leer. Das Leben scheint an uns vorbeizuziehen, ohne dass wir daran teilhaben.

Schalten wir den Autopilot aus und lassen wir uns wieder auf den gegenwärtigen Moment ein, kommen Farbe und Lebendigkeit in unser Leben zurück. Wenn wir präsent sind, können wir auch viel besser erkennen, ob ein Verhalten uns auch wirklich guttut und wir es beibehalten möchten. Holen wir uns weiterhin einen Take-away-Kaffee und trinken ihn, während wir zur U-Bahn hetzen oder im Auto nach Hause fahren? Oder genießen wir ihn gemütlich zu Hause, während wir die Anspannung des Tages loslassen? Lassen wir in Zukunft den Fernseher ausgeschaltet, wenn wir essen? Schon eine kleine Veränderung durchbricht die Routine und wir können erkennen, wie viel schöner das Leben ist, wenn wir es bewusst wahrnehmen.

Multitasking stoppen

Multitasking ist ein Produkt unserer schnelllebigen Zeit. Um alles unterzubringen, was wir schaffen möchten, wollen wir so viele Dinge wie möglich auf einmal erledigen. Dabei leidet unser Zugang zum Essen sehr. Wenn wir während der Nahrungsaufnahme noch andere Dinge tun, wie arbeiten, mit dem Hund spazieren gehen, telefonieren oder Auto fahren, dann verliert das Essen seine Wertigkeit. Es wird unwichtig für uns. Wir verwehren uns dadurch den Genuss, den wir dabei haben könnten, sowohl beim Essen als auch bei der anderen Tätigkeit. Uns hinzusetzen, zu entspannen und uns nur auf unsere Mahlzeit zu konzentrieren ist eine gute Übung, um die Geschwindigkeit aus unserem Leben herauszunehmen. Das heißt nicht, dass wir jedes Mal am schön gedeckten Tisch sitzen und ja genug Zeit aufwenden sollten. Es geht darum, jedem Essen seine Aufmerksamkeit zu geben, egal ob es fünf Minuten dauert oder eine Stunde.

Den Körper im Hier und Jetzt verankern

Ganz in unserem Körper zu sein ist oft schwierig, wenn wir uns nicht mit ihm wohlfühlen. Wenn wir ihn gerne anders hätten und schon an unserem Ziel von fünf Kilo weniger oder mit einem straffen Bauch angelangt sein wollen. Wir halten uns gedanklich in der Zukunft auf, in der sich unser Traum schon erfüllt hat, oder in der Vergangenheit, in der wir uns mit Schuldgefühlen herumplagen. Aber hier sein wollen wir nicht. Mit dem Körper ist es oft wie mit dem Erklimmen der Karriereleiter: Wir wollen schon oben angelangt sein. Das, was da ist – das Gewicht, das wir gerade haben und die Form, in der unser Körper ist –, ist nie genug. Es ist eine sehr wertvolle und überaus wichtige Fähigkeit, sich in seinem Körper zu Hause zu fühlen und sich voller Wertschätzung für ihn dem Moment hinzugeben.

Sich der Gedanken und Gefühle bewusst werden

Sehr oft führen Gefühle, die wir nicht bewusst wahrnehmen, zu einem unbewussten Essverhalten. Sie halten uns davon ab, im gegenwärtigen Moment zu sein. Wir kreisen um einen bestimmten Gedanken und schon sind wir mitten in unserem alten Essverhalten, das wir eigentlich ändern wollen. Wenn wir immer besser lernen, im Moment präsent zu sein, werden wir uns auch mehr unserer Gedanken und Gefühle bewusst. Nur dann können wir die richtigen Entscheidungen treffen, die uns zu Gesundheit und Wohlbefinden führen.

Übung: Das Hier und Jetzt genießen

Essen ist eine wunderbare Übung, um im Moment zu sein. Beginnen Sie schrittweise. Suchen Sie sich eine Mahlzeit des Tages aus, bei der Sie die meiste Ruhe haben, und seien Sie während dieser Zeit ganz im Augenblick. Lenken Sie sich nicht durch Fernsehen, Zeitung lesen oder andere Tätigkeiten ab. Spüren Sie dabei Ihren Körper und wie Gedanken und Emotionen hochsteigen. Lassen Sie sich nicht ablenken, tauchen Sie ein in die Tiefe des Moments. Wenn Sie möchten, dehnen Sie diese Übung nach ein paar Tagen auch auf Ihre anderen Mahlzeiten aus.

Üben Sie so oft es geht, »im Moment zu sein«, auch in anderen Bereichen Ihres Lebens. Es mag am Anfang sehr schwierig für Sie sein, sich nur auf den Augenblick zu fokussieren, denn unser Verstand will uns dauernd wegziehen aus der Gegenwart. Beginnen Sie mit kleinen alltäglichen Dingen, wie zum Beispiel Zähneputzen, die Einkaufsliste schreiben oder den Geschirrspüler ausräumen. Sie werden sehen, dass Sie mit der Zeit ruhiger, gelassener und zufriedener werden.

Rituale am Esstisch

Es ist 13 Uhr und sieben Personen sitzen am ausgezogenen Esstisch in der geräumigen Wohnküche meiner Freundin Tara. Wir sind mitten in einem dreitägigen Intensiv-Workshop, den ich mit Tara veranstalte. Seit dem frühen Vormittag haben wir alle gemeinsam Gemüse geschnippelt, Getreide gekocht, Obst geschält und Teig geknetet. Das Ergebnis sind köstlich duftende Haferflockenlaibchen mit bunter Gemüsebeilage, als Nachtisch erwartet uns eine Erdbeertorte.

Alle sind hungrig. Doch noch möchte ich nicht das Startsignal zum Essen geben, es wäre zu schade, wenn wir uns gleich auf das appetitliche Gericht stürzen würden und in wenigen Augenblicken das verputzen, was wir so liebevoll gekocht haben. Die zubereiteten Speisen sollen auch entsprechend gewürdigt werden. Ich finde es immer schade, wenn in Familien oder im Restaurant jeder gleich zu Gabel und Messer greift, ohne innezuhalten, zu warten, bis alle ihren Teller mit Essen bekommen haben. Ja, ich finde es fast respektlos den Menschen gegenüber, mit denen das Essen geteilt wird.

Sechs Augenpaare blicken mich gespannt an, bereit für die kommende Übung. Ich bitte die Kursteilnehmer, bewusst alles wahrzunehmen. Den Duft der Speisen aufzunehmen, in die bunten Farben von Karotte, Süßkartoffel und Broccoli einzutauchen. Ich betrachte den liebevoll und achtsam gedeckten Tisch, das Geschirr, die Blumen in der Mitte der Tafel, die Gesichter der Teilnehmer. »Spürt hinein in euren Körper, wie er sich bereit macht für die Nahrungsaufnahme. Fühlt die Dankbarkeit für dieses besondere Zusammensein, für die Möglichkeit, dieses nahrhafte Essen miteinander teilen zu dürfen.« Nach einem tiefen gemeinsamen Atemzug wünschen wir einander eine gesegnete Mahlzeit. Bedächtig und schweigsam essen wir den ersten

Bissen. Genießen, kauen, schlucken. Noch ein Bissen und noch einer. Der erste Hunger ist gestillt, wir entspannen uns, legen zwischendurch das Besteck zur Seite, spüren in unseren Körper hinein. Sind wir schon satt? Wir beginnen miteinander zu plaudern, zu lachen und zu scherzen.

Es ist schön in dieser netten Runde. Obwohl wir uns am Morgen noch nicht kannten, ist in dieser kurzen Zeit eine tiefe Verbindung zwischen uns entstanden. Es ist nicht wichtig, wer wir sind, welchen Beruf jeder von uns ausübt. Gemeinsam zelebrieren wir den Augenblick und das Essen. Momente, die uns glücklich machen.

Den eigenen Essplatz gestalten

Solche Augenblicke, in denen man gemeinsam mit lieben Menschen das Essen einnimmt, sind natürlich nicht alltäglich. Doch wir können, auch wenn wir alleine wohnen oder unsere Familie oder Partner zu den Essenszeiten nicht anwesend sind, unsere Mahlzeit zelebrieren.

Ich betrachte meinen Esstisch. Er ist rund und aus Buchenholz gefertigt. Um ihn herum stehen vier gemütliche Sessel. Zwei Sessel sind mit gelbem, zwei mit terracottafarbenem Stoff überzogen und bringen einen harmonischen Farbtupfen in meine Wohnung. Ich esse meist alleine und habe meinen Essplatz liebevoll hergerichtet: Ein Tischset aus Stoff, das farblich zu den Sesseln passt. In der Mitte des Tisches steht eine dicke honigfarbene Kerze, die ich immer anzünde, wenn ich esse. Daneben habe ich noch ein kleines Töpfchen mit Himalaya-Salz sowie eine Glaskaraffe mit frischem Wasser platziert. Die Glaskaraffe ist mundgeblasen und ein Geschenk meiner Schwester. Manchmal kaufe ich mir meine Lieblingsblume, eine weiße Lilie, und schmücke damit den Tisch. Ich habe mir angewöhnt, ganz ohne Ablenkung zu essen. Hin und wieder höre ich dabei Musik, aber meist habe ich es viel lieber, wenn es ruhig ist. Dann kann ich mich dem Essen ganz hingeben und es in aller Ruhe genießen, ohne abgelenkt zu sein. Am liebsten esse ich

Haferflockenlaibchen (Rezept für 4 Personen)

Zutaten: 2 Tassen Haferflocken, 1 kleines Stück Butter, je 100 g Karotten, Sellerie, Pastinaken und Fenchel, 2–3 Stück Frühlingszwiebel, Olivenöl, 2 EL gehackte Petersilie, 1 TL Majoran, 1 Prise Pfeffer, Salz nach Geschmack, einige Tropfen Zitronensaft, etwas Thymian, 3–4 EL Parmesan, 1 Ei, Brösel.

Zubereitung: In einem Topf 2 Tassen Wasser erhitzen, 1 kleines Stück Butter hinzufügen, 2 Tassen Haferflocken einrühren, 5 Minuten köcheln und weitere 15 Minuten ausquellen lassen.

In der Zwischenzeit Karotten, Sellerie, Pastinaken und Fenchel raspeln und die Frühlingszwiebel in Ringe schneiden. In einer Pfanne Olivenöl erhitzen, die Zwiebel darin kurz anrösten und das geraspelte Gemüse hinzufügen. Bei kleiner Hitze 10 Minuten zugedeckt weichdünsten.

Die Haferflockenmasse überkühlen lassen. Mit dem gedünsteten Gemüse und einem Ei vermengen und die restlichen Gewürze sowie den Parmesan untermischen. Falls der Teig zu klebrig ist, Brösel zu Hilfe nehmen und flache Laibchen formen.

Ein Backblech mit Backpapier belegen und mit reichlich Olivenöl bestreichen. Darauf die Laibchen setzen und bei 180 bis 200 Grad Celsius ca. 30 Minuten backen.

Mit einem Dip aus saurer Sahne und frischen Kräutern servieren.

meine Suppe und andere Speisen aus einer kleinen Porzellanschüssel, die ich vor langer Zeit von einer Arbeitskollegin geschenkt bekommen habe. Am Rand ist sie schon etwas abgeschlagen, aber ich liebe diese Schüssel und freue mich jedes Mal wie ein kleines Kind, wenn ich meine Suppe löffle.

Dass ich koche, so oft es mir zeitlich möglich ist, und mich dabei in aller Ruhe zum Essen hinsetze, war nicht immer so. Ich hatte früher diesbezüglich – so wie viele von uns – ziemlich schlechte Angewohnheiten. Ich habe auf der Couch gelungert und ferngesehen, ohne darauf zu achten, was ich in meinen Mund steckte. Oft bestand mein Abendessen aus Fertiggerichten, Keksen mit Pudding oder gleich aus einer Tafel Schokolade. Nach solchen Mahlzeiten fühlte ich mich schlecht, aber etwas zu ändern gelang mir lange Zeit nicht. Dass ich dadurch nicht nur meinen Körper schlecht behandelte, sondern mich auch von meiner Seele abspaltete, wollte ich nicht wahrhaben.

Heute ist Essen für mich zu einem Ritual geworden, bei dem ich eine Zeit lang eintauche in die Stille, mich nähre und mir Gutes tue. Wenn ich zufrieden, satt und mit einem angenehmen Gefühl von der Mahlzeit aufstehe, weiß ich, dass ich es richtig gemacht habe.

Fragen Sie sich:

- Wie sieht ihr Essbereich aus? Haben Sie ihn vollgestellt mit Zeitschriften und anderen Dingen?
- Nehmen Sie sich Zeit fürs Essen, benutzen Sie richtiges Porzellangeschirr oder essen sie aus der Verpackung?
- Haben Sie Ihren Esstisch dekoriert, mit schönen Blumen oder einer Kerze?
- Wenn Sie beim Essen fernsehen: Könnten Sie sich vorstellen, das Gerät für diese Zeit auszuschalten?

Versuchen Sie nicht, alles auf einmal zu verändern, damit überfordern Sie sich nur. Auch durch kleine Schritte können Sie Ihr Esserlebnis lustvoller werden lassen.

Eine gesunde Einstellung zum Essen entwickeln

Je bewusster wir in unserem Essverhalten sind, desto gesünder wird auch unsere Einstellung. Heute haben viele Menschen einen geradezu zwanghaften Zugang zum Essen. Wenn wir essen, was in unseren Augen gesund ist, fühlen wir uns gut. Doch kaum geben wir unseren Gelüsten nach weniger nahrhaftem Essen nach, wie etwa Schokokeksen, taucht schon der innere Kritiker auf und macht uns runter. »Wie kannst du diese Kekse nur essen? Da sind doch minderwertige Fette und viel zu viel Zucker drin. Wenn du unbedingt Süßes essen willst, dann back die Kekse selbst. Wenn du weniger Zucker hineingibst, dann ist es auch in Ordnung, so einen Keks zu essen.«

Solche oder ähnliche Aussagen hören viele Menschen in ihrem Kopf. Sie haben so hohe Anforderungen an sich, dass sie diese sowieso nie erfüllen können. Der Perfektionismus lähmt sie. Wenn sie etwas tun, dann muss es 100-prozentig sein. Alles andere wird von ihrem inneren Kritiker nicht toleriert. Natürlich können sie diese strengen Vorgaben, die sie sich selbst auferlegen, nie einhalten. Im Gegenteil, je disziplinierter sie versuchen zu sein, desto mehr sabotieren sie sich. Dann essen sie Dinge, die eigentlich nicht erlaubt sind, und haben sofort ein schlechtes Gewissen, auch schon während des Essens. Nachher sowieso. Denn, so der ungesunde Gedankengang, wenn ich das Verbotene schon esse, dann darf es zumindest kein Genuss sein. Man bestraft sich also damit, dass man sich den Genuss vorenthält. Das schlechte Gewissen ist immer dabei und auch die Schuldgefühle, etwas Verbotenes getan zu haben.

Regeln für die eigene Ernährung aufzustellen ist ja nichts Schlimmes. Im Gegenteil, wir können uns daran festhalten und haben eine gewisse Struktur, an der wir uns orientieren können. Doch wer isst schon immer das Richtige, zum richtigen Zeitpunkt und genau die richtige Menge? Das funktioniert nicht und das schafft auch niemand. Nicht immer können wir unsere Mittagspause einhalten, uns mit frischen Lebensmitteln eindecken oder die allerbeste Qualität essen. Manchmal muss die zweite Wahl herhalten – und das ist gut genug!

Wir müssen uns bewusst sein, dass unser Essverhalten sehr viel mit Kontrolle zu tun hat, mit dem Selbstanspruch, den wir an uns haben und der sich oft von dem unterscheidet, was wir wirklich tun. Je größer der Unterschied ist zwischen dem Menschen, der wir sein wollen, und dem Menschen, der wir tatsächlich sind, desto mehr sind wir in Konflikt mit uns. Wir wollen alles richtig machen, doch gerade beim Essen gelingt es uns nicht. Je mehr wir jedoch akzeptieren, wer wir sind, desto weniger rigide Regeln müssen wir für uns aufstellen. Wir können aufatmen, uns entspannen, die Zügel lockern. Wir hören auf, uns zu beurteilen, uns zu verurteilen. Bewusstes Essen heißt nicht, immer die perfekten und gesündesten Gerichte zu essen. Es bedeutet, das, *was* wir essen, mit ganzen Sinnen aufzunehmen, wertfrei, urteilsfrei, genussvoll. Wir heißen willkommen, was da ist: den schön dekorierten Teller oder den Hamburger in der Serviette. Wir genießen das selbstgebackene Brot, aber auch den Döner vom Stand ums Eck. Im Grunde genommen kommt es nicht so sehr darauf an, was wir essen, sondern mit welcher Einstellung wir es tun. Ein achtlos und unter Zeitdruck hinuntergeschlungenes Menü vom Bioladen liegt oft schwerer im Magen als ein langsam und genussvoll verzehrtes Fischbrötchen mit Mayonnaise.

Die Zeiten, in denen es mir wichtig war, nur gesund und diszipliniert zu essen, sind lange vorbei. Heute sehe ich Essen viel entspannter. Mir ist viel wichtiger geworden, dass ich mich dabei gut fühle, dass ich meine Mahlzeit mit Freude und Genuss verzehre. Interessanterweise ist Essen für mich im Laufe der Zeit viel unbedeutender geworden. Essen ist wichtig, ganz klar. Aber Essen ist nicht alles und

Gesundheit um jeden Preis kann oft zu Zwanghaftigkeit führen. Es gibt viele andere schöne Dinge im Leben, die genauso wichtig sind. Was sie gemeinsam haben, ist die Bewusstheit: Je achtsamer und präsenter wir sind, wenn wir tun, was wir tun, desto erfüllter werden wir dadurch. Wir öffnen eine Türe zu einem Raum, der uns nicht wegführt vom Leben, sondern mitten ins Leben hinein.

Fragen Sie sich:

- Überprüfen Sie Ihre Einstellung zum Essen: Haben Sie »Essregeln« und wie sehen diese aus?
- Halten Sie diese immer ein?
- Wenn Sie es einmal nicht tun, fühlen Sie sich dann schlecht?
- Essen Sie immer das Gleiche?
- Verbieten Sie sich bestimmte Nahrungsmittel – nur um diese dann heimlich und mit schlechtem Gewissen doch zu essen?
- Wann haben Sie das letzte Mal ein Stück Torte gegessen, mit Genuss und ohne an Kalorien und Fett zu denken?
- Sind Sie entspannt, auch wenn Sie einmal aus Appetit zu viel gegessen haben?
- Haben Sie Angst, zuzunehmen, wenn Sie nicht immer »gesund und das Richtige« essen?
- Ist die ganze Sache mit dem Essen für Sie mehr Belastung als Genuss?

Sie können jederzeit Ihre alten und strengen Regeln lockern und durch neue und flexiblere ersetzen. Sie werden sehen, mit einer lockeren Einstellung zum Essen wird Ihnen eine Last von den Schultern fallen.

Das bewusste Essen einüben

In meinen Workshops mache ich immer wieder Übungen zum bewussten Essen. Doch mit einer einmaligen Durchführung der Übung ist es nicht getan. Je mehr wir die Achtsamkeit in unser Leben integrieren, desto leichter fällt es uns, bewusste Handlungen zu setzen und nicht vom Autopilot gesteuert durch den Tag zu wandeln.

Übung: Achtsamkeit beim Essen

Diese Übung mache ich selbst immer wieder gerne, wenn ich allein am Esstisch sitze und genügend Zeit zur Verfügung habe. Man kann diese Übung auch wunderbar alleine im Restaurant machen.

- Beginnen Sie nicht sofort zu essen, wenn Sie am Tisch vor Ihrer Mahlzeit sitzen.
- Schließen Sie die Augen und konzentrieren Sie sich auf Ihren Körper. Spüren Sie Ihre Füße, wie sie am Boden stehen, spüren Sie Ihre Beine und Ihr Gesäß, wie es im Sessel sitzt. Spüren Sie Ihren Oberkörper, Ihre Arme und Hände, Ihren Hals und Ihren Kopf.
- Konzentrieren Sie sich nun auf Ihren Atem und lassen Sie ihn frei fließen. Atmen Sie ein paar Mal ganz ruhig ein und aus.
- Treten Sie nun mit Ihrem Hunger in Kontakt. Wie groß ist er? Wie macht er sich bemerkbar? Ist da auch die Lust zu essen und zu genießen? Welche anderen Gefühle sind noch da? Spüren Sie vielleicht einen gewissen Anflug von Ungeduld, sofort mit dem Essen zu beginnen?
- Nun öffnen Sie die Augen und nehmen wahr, wie die Speise vor Ihnen steht. Betrachten Sie das Arrangement der Farben auf Ihrem Teller, das Aussehen der Speisen. Nehmen Sie ihren Duft wahr.

- Nun betrachten Sie die Umgebung. Die Dekoration am Tisch, der Raum in dem Sie sich befinden, die Menschen, die anwesend sind.
- Nehmen Sie Ihre Gedanken wahr. Lassen Sie sie weiterziehen, so wie Wolken am Himmel, ohne sie zu bewerten oder ihnen anzuhaften.
- Nehmen Sie Ihre Gefühle wahr und spüren Sie diese ganz bewusst. In welchem Körperteil sitzt das Gefühl? Lassen Sie es einfach da sein, ohne es verändern zu wollen. Bewerten Sie nicht, analysieren Sie nicht, halten Sie nicht am Gefühl fest.
- Achten Sie auf Ihre Impulse. Möchten Sie jetzt schon zum Löffel, zur Gabel greifen? Das Stück Brot in die Hand nehmen, davon abbeißen? Reagieren Sie nicht auf die Impulse, lassen Sie sie da sein.
- Treffen Sie nun ganz bewusst die Entscheidung, mit dem Essen zu beginnen.
- Aktivieren Sie beim Essen all Ihre Sinne, kauen Sie langsam, genießen Sie jeden Bissen und essen Sie mit Aufmerksamkeit.
- Aktivieren Sie Ihren »inneren Beobachter«, so als würden Sie sich betrachten, während Sie essen.
- Bleiben Sie mit Ihrem Körper verbunden. Spüren Sie immer wieder in ihn hinein. Wie geht es ihm?
- Spüren Sie, wie sich im Laufe der Mahlzeit Ihr Körperempfinden verändert. Merken Sie, wie Sie langsam satt werden?
- Achten Sie immer wieder auf Gedanken, Gefühle und Impulse – ohne sie jedoch zu bewerten. Ist da ein Gefühl der Gier, ein Impuls, über die Sattheit hinaus zu essen? Ein Widerstand, mit dem Essen aufzuhören?
- Treffen Sie bewusst die Entscheidung, mit dem Essen aufzuhören, wenn Sie gesättigt sind.
- Bleiben Sie sitzen und atmen Sie tief durch. Welches Feedback gibt Ihnen Ihr Körper? Hat er das Richtige

bekommen, die richtige Menge? Fühlt er sich wohl? Ist er entspannt? Welche Informationen hat er für Sie?
- Was haben Sie aus dieser Bewusstseinsübung gelernt?
- Schließen Sie die Übung ab, indem Sie noch einmal tief durchatmen. Lösen Sie sich bewusst vom Essen und wenden Sie sich anderen Dingen zu.

Übung: Fünf Dinge wahrnehmen

- Halten Sie einen Augenblick inne und schließen Sie die Augen.
- Atmen Sie einige Male ruhig ein und aus.
- Öffnen Sie nun wieder die Augen und schauen Sie sich um. Nehmen Sie fünf Gegenstände wahr, die Sie sehen können.
- Lauschen Sie genau und machen Sie fünf Klänge oder Geräusche aus, die Sie hören können.
- Nehmen Sie fünf Dinge wahr, die Sie an der Oberfläche Ihres Körpers spüren.

Sie werden nach dieser kurzen, aber sehr effektiven Übung wieder mit mehr Aufmerksamkeit durch den Tag gehen.

IV. Im Körper wohnen

Körperbewusstsein und Körperimage

Was ist eigentlich Körperbewusstsein? Wenn man den Begriff »Körperbewusstsein« in seine beiden Bestandteile zerlegt, also »Körper« und »Bewusstsein«, dann wird schnell klar, dass es dabei um die Einschätzung des eigenen Körpers geht. Körperbewusstsein heißt, die Möglichkeiten und Fähigkeiten des eigenen Körpers richtig einschätzen zu können, zu wissen, was wir mit unserem Körper alles tun können und wie wir uns über die Sinne ausdrücken. Wie wir aussehen, spielt dabei nur eine untergeordnete Rolle.

Sich in seinem Körper wohlzufühlen, seiner selbst sicher zu sein und in Harmonie mit sich und der Welt sein – das ist das Ideal. Bei den wenigsten von uns ist jedoch das Körperbewusstsein voll ausgeprägt. Die meiste Zeit unseres Erwachsenenlebens konzentrieren wir unsere Energien hauptsächlich auf den Kopf. Der Kontakt zum übrigen Körper wird vernachlässigt und oft gar nicht richtig oder unvollständig gespürt. Wir sind uns unseres Oberkörpers bewusst, spüren aber unsere Füße und Beine nicht. Oder wir spüren die rechte Körperhälfte intensiver als die linke. Wir haben uns daran gewöhnt, steif und verspannt zu sein und uns mehr auf unser Aussehen zu konzentrieren als darauf, wie wir uns fühlen.

Das war nicht immer so. Als Baby haben wir unseren Körper viel besser wahrgenommen. Wir benutzten all unsere Sinne, um die Welt zu erfahren. Wir begegneten anderen Menschen spontan und ehrlich, lebten in unserem eigenen Rhythmus und blockierten unsere Energie nicht durch Spannungen im Körper. Unsere natürliche Empfindungsfähigkeit war noch vorhanden. Wenn wir Babys beobachten, merken wir, dass diese sich in ihrem Körper wohlfühlen. Doch schon früh kann die Entwicklung eines gesunden Körperbewusstseins gestoppt werden. Wenn Babys oder Kleinkinder zu wenig körperlichen Kontakt haben, tun sie sich später schwerer im ungezwungenen Umgang mit anderen Menschen. Diese Kinder lernen von ihrem Umfeld, dass körperliche Berührungen nicht wichtig sind – oder sogar falsch.

Doch auch wenn wir in einem gesunden und liebevollen Umfeld aufwachsen, geht viel von dieser Spontaneität und Aufnahmefähigkeit im zunehmenden Alter verloren. Als Erwachsene haben wir nur mehr selten ein Gefühl des Verbundenseins mit dem eigenen Körper, wir leben zunehmend im Kopf. Und je mehr wir im Kopf leben, desto unbehaglicher fühlen wir uns und desto unzufriedener sind wir auch mit unserem Äußeren.

Ein besseres Körperbewusstsein bringt also die ursprüngliche Harmonie des Körpers wieder zurück, der ständig schnatternde Verstand beruhigt sich und die Sinne werden belebt. Denn sind wir uns unseres Körpers bewusst, fühlen wir uns harmonisch. So wie kleine Kinder bewegen wir uns dann frei und spontan.

In vielen Kulturen gilt der Körper als Tempel der Seele. Beobachtet man Menschen aus Lateinamerika, Indien oder Afrika, so stellt man immer wieder erstaunt fest, dass sie sich oft anders bewegen – viel ungezwungener, lockerer und entspannter. Viele von ihnen haben einen anderen Zugang zu ihrem Körper, sie bewegen sich mit natürlicher Anmut und folgen einem natürlichen, inneren Rhythmus. Diese Menschen sind in ihrem Körper zu Hause.

In unserer westlichen, zivilisierten Welt ist das anders, hier fühlen sich nur ganz wenige Menschen so richtig wohl in ihrer Haut. Wir müssen wieder lernen, uns mit beiden Beinen am Boden zu verankern. Wenn wir Geist und Körper als gleichwertig erkennen und gleichzeitig nebeneinander agieren lassen, dann entwickeln wir ein neues Gefühl für Ganzheit.

Durch ein zunehmendes Körperbewusstsein lernen wir auch, die Botschaften unseres Körpers besser zu verstehen. Wir achten und respektieren die Bedürfnisse unseres Körpers und fühlen uns gesünder und besser. All das wirkt sich positiv auf die gesamten Bereiche unseres Lebens aus. Ein gutes Körperbewusstsein ist auch die Voraussetzung für ein gestärktes Selbstbewusstsein. Wir wissen besser um unsere körperlichen Fähigkeiten, wer wir sind und was wir können.

Die Illusion vom makellosen Körper

Im Unterschied zum Körperbewusstsein beschreibt das Körperimage oder Körperbild, wie wir unsere physische Erscheinung sehen. Doch nicht nur die objektiven Tatsachen sind ausschlaggebend (groß, dunkelhaarig, kräftig gebaut), sondern wir bewerten unser Aussehen (zu dick, zu klein, nicht schön genug), was oft zu einer Verschiebung der eigenen Wahrnehmung führt. Außerdem haben wir eine bestimmte Vorstellung, wie andere Menschen unseren Körper sehen und uns wahrnehmen, was oft gar nicht der Realität entspricht. Das Ergebnis: Wir lehnen unseren Körper oder bestimmte Teile davon ab und betrachten uns mit negativen Gefühlen.

Unser Körperbild wird geprägt von unserer Erziehung, von Familie und Freunden, der Modeindustrie, der Kosmetik-, Schlankheits- und Fitnessindustrie und der gesamten Medienlandschaft wie TV, Zeitschriften, Magazine, Plakate und Internet. Wir werden permanent mit Bildern und Zuschreibungen überhäuft, wie unser Körper auszusehen hat. Als Vorbilder werden Models und Schauspielerinnen genommen, die ihren Körper mit stundenlangem Fitnesstraining und obskuren Diäten quälen, um schlank genug zu sein. Denn das momentane Ideal ist nach wie vor: je schlanker, desto besser.

Die amerikanische Autorin Dr. Brené Brown, die sich mit der Erforschung von Schamgefühlen beschäftigt, erklärt in ihren Buch »I Thought It Was Just Me«, dass Aussehen und Körperimage in unserer Gesellschaft ein massiver Auslöser für Schamgefühle sind. Die überhöhten Erwartungen beziehen sich auf Haare, Haut, Make-up, Gewicht, Kleidung, Schuhe, Nägel bis hin zur gesamten Körpererscheinung und dem Alter. Wir investieren Geld, Zeit und Energie, um ein Ideal anzustreben, das gar nicht erreichbar ist. Dass es nicht funktioniert, sehen wir am steigenden Übergewicht der Bevölkerung, an der Zunahme von Essstörungen und kosmetischen Eingriffen.

Dabei gibt es so etwas wie den idealen Körper nicht. Wir alle sind Individuen mit unterschiedlicher Körpergröße, unterschiedlicher Augen- und Haarfarbe und unterschiedlicher Körperform. Die Werbung will uns weismachen, dass wir nur glücklich und zufrieden sein können, wenn wir dem vorherrschenden Ideal der Models in den Hochglanzmagazinen entsprechen. Je eher wir jedoch einsehen, dass es sinnlos ist, einem künstlich entstandenen Ideal nachzueifern, desto schneller können wir uns wieder unserem eigenen Körper zuwenden. Dann erkennen wir, dass jeder einzelne Körper ein Wunderwerk der Natur ist.

Wir alle möchten so gut wie möglich aussehen und dagegen ist auch nichts einzuwenden. Schon immer galt der Körper als Ausdruck von Schönheit. Es macht sicher jedem Freude, sich schön anzuziehen und das Beste aus sich herauszuholen. Seinen Körper so anzunehmen und zu lieben, wie er ist, schließt deshalb nicht aus, Schritte zu unternehmen, um sich noch besser zu fühlen – sei es, das Richtige zu essen, sich zu bewegen oder für ausreichend Erholung zu sorgen. Sich jedoch einem Ideal anzupassen, das nichts mit der Wirklichkeit zu tun hat, ist der falsche Schritt in die falsche Richtung.

Fragen Sie sich:

- Wenn Sie in den Spiegel schauen, mögen Sie, was Sie sehen?
- Würden Sie gerne etwas an Ihrem Körper verändern – und was?
- Ist es ein realistischer Gedanke?
- Was wäre, wenn Sie Ihren Körper so annähmen, wie er ist? Beobachten Sie, welche Gedanken und Gefühle auftauchen.

Die Perfektionsfalle

Ich sitze beim Friseur, meine Haare gehören geschnitten. Hier habe ich die Möglichkeit, wieder einmal nachzulesen, was es Neues gibt in der Welt des Klatsch und Tratsch. Ich nehme mir ein paar Zeitschriften und blättere sie durch, während ich darauf warte, an die Reihe zu kommen. Nachdem mein Blick über Frisuren, die neueste Mode und die üblichen Gerüchte gewandert ist, bleiben meine Augen an einem Bild hängen: Die amerikanische Schauspielerin Jessica Alba – Anfang 30, Mutter von zwei kleinen Kindern – sitzt in einem bunten Bikini auf einem Surfbrett und lächelt glücklich. Ihr Körper ist schlank und durchtrainiert, kein Gramm Fett ist zu sehen. Sie sieht einfach toll aus. Ein leises, unangenehmes Gefühl beginnt in mir zu nagen. Ich will auch so aussehen. So perfekt und wunderschön. Wie kann man das nur alles haben? Karriere und Mann und Kinder und dann noch diesen unglaublich durchtrainierten Körper. Mir würde schon allein diese Figur reichen zum Glücklichsein, denke ich voller Neid.

Ich lese den Artikel durch, der neben dem Foto abgedruckt ist. Darin steht, dass Jessica Alba sehr diszipliniert ist, fünf Mal pro Woche Sport treibt und sich gesund ernährt. Mehr als 1200 Kalorien pro Tag gibt es nicht bei ihr. Klingt nach sehr viel Anstrengung und permanentem Kasteien, denke ich. Mein Neid auf die Schauspielerin verschwindet. Wenn ich ihr Programm mitmachen würde, würde ich vielleicht auf dem Surfbrett auch eine gute Figur abgeben. Mit dem klitzekleinen Unterschied, dass ich gar nicht surfen kann und mein Gleichgewicht auf dem Brett nicht halten könnte. Ich blättere weiter. Auf der nächsten Seite sehe ich ganz etwas anderes. Hier hat die Kamera mit einem kritischen Blick Schnappschüsse eingefangen, die die Stars in einem ungünstigen Licht erscheinen lassen: ein Supermodel mit Cellulite, eine Schauspielerin mit Pickel. Darunter steht in großen Buchstaben: »Auch diese Menschen sind normal.«

Ja, wir sind alle normal und niemand ist perfekt. Wahrscheinlich hat auch Jessica Alba ihre schlechten Tage, an denen sie keine Lust auf ihr Training hat und lieber Eis schlecken möchte. So ist das mit dem perfekten Körper. Wir alle wollen einen haben, obwohl wir wissen, dass es ihn nicht gibt. Doch es ist nicht leicht, sich den hypnotisierenden Bildern der Medien zu entziehen. Schlank, jugendlich, durchtrainiert, wer will nicht diesem Bild entsprechen? Auch ich kann mich dem schwer entziehen, während ich in meinem Friseurstuhl sitze und die Bilder der Glamour-Welt betrachte. Ich schaue in den Spiegel vor mir, mustere meine Gesichtszüge. Das Licht hier ist grell und wenig schmeichelnd. Sind da nicht etwa ein paar Falten dazugekommen? Vom durchtrainierten Jessica-Alba-Körper bin ich auch weit entfernt. Ich atme tief durch: »Hey, meine Süße«, sage ich in Gedanken zu mir, »du weißt aber schon, dass du eben der Perfektionsfalle und einer Illusion auf den Leim gegangen bist?«

Stimmt. Ich lächle mir im Spiegel zu. Die Glamour-Welt der Magazine ist nicht die Welt, in der wir leben, ist nicht die Realität. Ich blicke mich im Frisiersalon um, mustere die Menschen die sich hier aufhalten. Ein junges Mädchen fegt gerade die abgeschnittenen Haare vom Boden. Sie hat dunkles Haar, einen sehr hellen Teint und ist etwas pummelig. Auf ihren Ober- und Unterarmen sind bunte Schmetterlinge und Blumen tätowiert. Eine sehr aparte Erscheinung, denke ich mir – und wie außergewöhnlich sie aussieht. Ihre Kollegin, die gerade eine Kundin berät, hat knallrot gefärbtes, kurzes Haar und ein Piercing im Gesicht. Sie ist sehr schlank und hat große, ausdrucksvolle Augen.

Wie konnte ich vergessen, dass Schönheit relativ ist? Dass wir alle, jeder auf seine Weise, schön sind? Warum reduzieren wir unsere Schönheit auf diese retuschierten Vorgaben einer künstlich erschaffenen Welt? Die Antwort taucht auf, noch während ich mir die Frage stelle. Wir leben in einer Welt, die uns glauben lässt, nicht genug zu sein. Nicht schön genug, nicht perfekt genug, nicht schlank genug. Und wir glauben es. Würden wir unseren Wert erkennen, würden wir dieser Lüge keinen Glauben schenken. Wir brauchen keine Perfektion anzustreben, weder in unserem Aussehen noch in unserem Körper, noch in unserem ganzen Leben. Unseren eigenen Körper und unser Aussehen zu akzeptieren ist der erste Schritt in die richtige Richtung. Wir können die unerfüllbaren Ansprüche an uns fallen lassen und uns befreien vom Druck, die Perfektion zu erlangen, denn das wird nie passieren. Und das ist gut so.

Übung: Mein Körperbild verbessern

- Stellen Sie sich folgende Frage: Mit welchem Gewicht fühle ich mich wohl? Ist meine Vorstellung vom »Idealgewicht« realistisch?
- Sehen Sie Ihren Körper als Einheit und nicht als Summe einzelner Teile, die verbessert werden sollten.
- Vergessen Sie die Bilder der Medien und finden Sie Ihren eigenen Stil. Experimentieren Sie mit Ihrem Look und schauen Sie, womit Sie sich am wohlsten fühlen.
- Wenn Sie Kurven haben, sehen Sie diese als Symbol für die eigene Macht und seien Sie stolz auf sie.
- Anstatt sich Gedanken um Ihren Körper und Ihr Aussehen zu machen, nutzen Sie diese Zeit, um zu entspannen oder zu meditieren.
- Verzichten Sie eine Woche lang auf Medien (Fernsehen, Zeitschriften, Zeitung). Beobachten Sie am Ende der Woche, wie Sie sich fühlen.
- Machen Sie ihrem »inneren Supermodel« den Garaus! Schauen Sie, welches Idealbild Sie von ihrem Körper haben, mit dem Sie sich dauernd vergleichen. Lassen Sie es gehen. Wo steht geschrieben, dass ein Körper frei

von Narben, Falten und Cellulite sein muss? Solche Körper existieren im wirklichen Leben gar nicht.

- Erkennen Sie Ihre Einzigartigkeit.

Dick und glücklich?

Meine Bekannte Esther machte vor ein paar Jahren ein mehrmonatiges Praktikum in Südafrika. Und kam zehn Kilo schwerer zurück. »Je mehr ich zugenommen habe, desto mehr Bewunderung habe ich bekommen«, erzählt sie. Denn in Afrika ist Dicksein ein Schönheitsideal. Zurück in der Heimat wollte sie das Gewicht so schnell wie möglich wieder loswerden. »Ich fühlte mich überhaupt nicht wohl damit.«

In unserem Kulturkreis wird Dicksein als unschön empfunden. Unsere Gesellschaft wehrt sich sogar gegen den Begriff. Dabei ist es doch nur eine Bezeichnung, es ist das Gegenteil von Dünnsein. Oft getrauen wir uns gar nicht, den Begriff zu verwenden, denn er hat einen negativen Beigeschmack bekommen. Da sagen wir lieber »übergewichtig«, wir wollen ja niemanden kränken. Toleranz für die verschiedensten Körperformen suchen wir in unserer Gesellschaft leider oft vergeblich. Zu sehr sind wir Menschen durch unsere Kultur, unser Umfeld und die verschiedensten äußeren Einflüsse geprägt. Wer selbst kein Problem mit seinem Gewicht hat, zeigt oft mit dem Finger auf übergewichtige Menschen, um von seinen eigenen Unsicherheiten abzulenken.

Was ist andererseits mit den »glücklichen Dicken«, gibt es die überhaupt? »Kein Mensch, wenn er ehrlich ist, kann mir erzählen, er sei glücklich mit seinem Übergewicht!« Diese Worte sprudeln aus meiner Klientin Susanne, wir sind mitten in einem Ernährungscoaching. Susanne ist eine quirlige, herzliche Frau Mitte 50 mit schönen grauen Augen und einem offenen Lächeln. Sie hat mich aufgesucht, weil sie 25 Kilo abnehmen möchte. Auf den ersten Blick könnte man meinen, Susanne sei zufrieden mit ihrem Körper. Sie ist adrett gekleidet, dezent geschminkt und eine fließende Wollweste kaschiert die Fülle ihres Oberkörpers. »Ich weiß, wie es sich anfühlt, normales Gewicht zu haben«, fügt sie hinzu. »Ganz anders und viel besser! Ich kann mich leichter bewegen, schnaufe nicht gleich, wenn ich die Treppe hochsteigen muss, und fühle mich wesentlich wohler in meinem Körper. Ich kann in normalen Boutiquen einkaufen und muss nicht in diese Spezialgeschäfte, wo es Kleider mit riesigen Blumen in Übergrößen gibt.«

Bei Susanne hat sich das Übergewicht im Laufe der Jahre angesammelt. Vier Kinder, ein Partner und ein eigenes Lokal, wo sie selbst für die Gäste gekocht und sie umsorgt hat. Von früh bis spät. Da war keine Zeit mehr für Sport oder ausgewogene Mahlzeiten. Spät am Abend gab es eine große Portion ihres leckeren Tagesmenüs, dann fiel sie müde ins Bett. Doch nun sind die Kinder aus dem Haus und der Betrieb ist verkauft. Jetzt hat Susanne wieder Zeit für sich und sie möchte ein gesünderes und leichteres Leben führen. Wir besprechen ihre Möglichkeiten und stellen einen Plan auf, wie sie wieder zu ihrem alten Gewicht zurückfinden kann. »Verstehen Sie mich nicht falsch«, sagt sie. »Ich bin ein sehr positiver Mensch. Und ich bin glücklich mit meinem Leben. Aber dick sein will ich nicht mehr!«

Das Wohlfühl-Gewicht

Ich habe im Laufe meiner beruflichen Tätigkeit schon mit vielen übergewichtigen Menschen gesprochen. Viele setzen anfangs ein glückliches Gesicht auf. »Ja, so bin ich halt«, sagen sie. »Ich habe mich angefreundet mit meinem Gewicht. Ich lebe ganz gut damit. Keiner soll mir sagen, wie viel ich wiegen soll und wie ich auszusehen habe.« Sobald ich jedoch ein bisschen konkreter nachfrage, fällt nach und nach die glückliche Maske ab. Naja, hohen Blutdruck hätten sie schon, und ein paar Kilos weniger wären nicht schlecht. Vielleicht wären sie dann nicht mehr so müde am Abend oder könnten mit ihren Kindern besser mithalten. Viele von ihnen sind frustriert und haben aufgegeben: »Ich habe schon so viel ausprobiert und es hat nicht funktioniert.«

Fakt ist, dass überflüssiges Gewicht unseren Körper belastet. Das Skelett, die Organe, alles wird mehr beansprucht. Einfache Tätigkeiten, wie Schuhe zubinden oder die schwere Einkaufstasche tragen, werden anstrengend. Das ganze Leben wird beschwerlicher. Dicksein führt zu Einschränkungen. Nicht nur auf der körperlichen Ebene, sondern es kommt auch zu psychischen Belastungen. Denn wie schon erwähnt, werden dicke Menschen leider oft diskriminiert und damit zusätzliche Probleme geschaffen.

Die Frage, die wir uns stellen sollten, ist die: »Fühle ich mich wohl mit meinem Gewicht?« Wir wissen tief in unserem Inneren, dass ein achtsamer und bewusster Umgang mit unserem Körper und ein gesunder Lebensstil nie in massives Übergewicht ausarten können. Doch viele von uns warten auf die gute Fee, die uns mit einer einzigen Bewegung ihres Zauberstabes auf magische Weise erschlanken lässt. Doch es gibt sie nicht, die Fee, und auch keine magische Pille fürs Schlanksein. Und selbst wenn es sie gäbe – nur, weil unsere Körperform sich ändert, werden wir nicht automatisch glücklicher. Aber viele Dinge werden vielleicht einfacher.

Die Wahrheit ist, dass es sich viele Menschen bequem gemacht haben in ihrem Leben. Die Abende werden vor dem Fernseher verbracht, bei der Menge des Essens wird nicht gegeizt. Mit den Jahren hat sich Wohlstandsspeck angesetzt. »Soll so sein«, sagen sie. »Mir geht es gut. Ich bin glücklich.« Dass sie sich damit von vielen Dingen im Leben abschneiden, wollen sie nicht wahrhaben. Ihre Welt ist bequem geworden, überschaubar und verdammt eng. Aber etwas ändern? Viel zu viel Aufwand. Die Unzufriedenheit, die kurz aufkeimt, wird von einem Stück Kuchen überdeckt. Die unbequemen Gedanken werden rasch verscheucht.

Fragen Sie sich:

- Glauben Sie, dass schlanke Menschen glücklicher sind als dicke, oder glauben Sie das Gegenteil?
- Kennen Sie in Ihrem Umfeld Menschen, die dick und glücklich sind, oder schlank und unglücklich?
- Könnte es sein, dass die Körperform eines Menschen nichts damit zu tun hat, ob er glücklich oder unglücklich ist?

Leichtigkeit statt Schwere

Ob wir uns leicht fühlen oder schwer, hat oft gar nichts mit unserem Gewicht zu tun. Es sind häufig die Gedanken, die schwer wiegen. Nicht das aktuelle Gewicht auf der Waage entscheidet darüber, wie wir uns fühlen, sondern unser Urteil, das wir darüber treffen. Wir können sagen: »Oh, die Waage zeigt 69 Kilo an, das ist genau das Gewicht, bei dem ich mich wohlfühle.« Und wir gehen voller Freude in den Tag, wissend, dass unser Körper uns bei allem unterstützt. Wenn wir wohlwollend und mit Freundlichkeit über unseren Körper denken, dann wird er uns unterstützen und uns positive Gefühle zurückreflektieren.

Oder wir können unser Gewicht kontrollieren und sagen: »Oh nein, noch immer 69 Kilo! Warum bewegt sich die Zahl auf der Waage nicht nach unten? Ich bin viel zu schwer, dieses Gewicht möchte ich nicht haben. Ich würde so gerne ein paar Kilos weniger haben!« Und voller Groll entfernen wir uns von der Waage, gedanklich schon alle möglichen Leckereien aus dem Speiseplan der nächsten Tage streichend. Damit befinden wir uns mitten im Kampf – gegen unser Gewicht und gegen unseren Körper.

Was muss ein Körper nicht alles ertragen im Laufe des Lebens! Dieser ewige Kampf macht uns mürbe. Zu all den Problemen, die es sonst noch in unserem Leben gibt, kommt auch noch das problematische Verhältnis zu unserem Körper dazu, das uns nach unten zieht.

Vor Kurzem war ich zu Besuch bei meiner Freundin Denise, die ich längere Zeit nicht gesehen hatte. Sie hatte in den letzten Monaten als Surflehrerin gearbeitet und war braungebrannt und durchtrainiert. Nachdem ich ihr Komplimente über ihren fitten Körper gemacht hatte, meinte sie: »Der Busen ist noch zu groß! Zwei Kilo weniger und ich habe mein Traumgewicht. Vielleicht sollte ich ein paar Tage fasten, dann könnte ich es schaffen.« Ich bin mir sicher, wenn sie diese zwei Kilos durch Fasten oder auf andere Weise abnehmen würde, wäre sie auch nicht zufrieden mit ihrem Körper.

Wenn wir beim Gewicht ansetzen, setzen wir immer nur an der Oberfläche an. Wir können noch so viel herumdoktern mit Diäten und Fasten und einem strengen Fitnessprogramm, unser Körper wird uns immer wieder zeigen, was wir wirklich über ihn denken. Wenn wir ihn ablehnen, wird er nicht mit, sondern gegen uns arbeiten. Er wird an den Kilos festhalten wie ein Ertrinkender an seinem Rettungsring. Denn unser Körper ist klug. Er möchte uns aufzeigen, wenn etwas nicht in Ordnung ist, und oft macht er es, indem er Kilos anhäuft. Wollen wir wirklich etwas ändern, müssen wir also tiefer gehen, um zur Wurzel, zur Ursache unserer Schwere vordringen. Und die liegt meistens in unseren Gedanken und unseren Einstellungen. Wenn wir verändern, was wir über unseren Körper denken, ändern wir damit auch unsere Einstellung zu ihm und gleichzeitig ändert sich unser Verhalten. Die Schwere liegt also immer zuerst in unseren Gedanken und wird erst dann am Körper sichtbar.

Ich habe im Laufe der Zeit gelernt, freundlich mit meinem Körper umzugehen, und ich fühle mich sehr wohl mit ihm und meinem Gewicht. Doch manchmal gibt es auch bei mir Tage, an denen ich mich schwer fühle, als wären meine Beine mit Zement gefüllt und mein ganzer Körper mit Gewichten behängt. Dann versuche ich herauszufinden, wo diese Schwere herkommt. Habe ich etwas gegessen was meinem Körper nicht gut bekommen ist? Hänge ich trüben Gedanken nach, die mich schwer werden lassen, oder habe ich meinen Körper oder mein Aussehen mit jemand anderem verglichen? Vielleicht einer Arbeitskollegin oder einem Model auf einem Plakat? Es kann aber auch sein, dass mich das Wetter belastet. Extreme Hitze verträgt mein Körper nicht besonders gut und an heißen Tagen fühle ich mich häufig schwer.

In dem Moment, in dem ich erkannt habe, wo diese Schwere herkommt, kann ich sie gehen lassen. Ich stelle mir vor, wie ich Leichtigkeit einatme und sie sich in meinem Körper ausbreiten lasse. Ich weiß, wenn ich meinen Körper ablehne, führt es immer zu Selbstsabotage. Dann esse ich Dinge, die mir nicht guttun. Dann mache ich zu viel Sport, weil ich sofort meine Körperform ändern möchte, oder gar keinen, weil ich frustriert bin. Allein die Entscheidung, meinen Körper in diesem Augenblick anzunehmen, genau so, wie er ist, macht mich leicht und frei.

Übung: Briefwechsel mit dem Körper

Setzen Sie sich bequem mit Block und Stift hin und fühlen Sie in sich hinein. Was möchten Sie Ihrem Körper mitteilen? Schreiben Sie einfach drauflos, ohne nachzudenken. Machen Sie dann eine kurze Pause und beantworten Sie den Brief, indem Sie sich in die Lage Ihres Körpers versetzen und ihn ausdrücken lassen, was er denkt.

Hier als Beispiel ein Briefwechsel, den meine Klientin Brigitte geschrieben hat:

Hallo Körper,

warum bist du nur so gemein zu mir? Was soll ich noch alles tun, damit du dich endlich dazu bequemst, diese lästigen zehn Pfund abzunehmen? Wie viele Stunden muss ich noch im Fitnessstudio verbringen? Wie oft muss ich noch auf ein Stück Kuchen verzichten? Ich strample mich ab und tue und mache, und alles, was du mir lieferst, sind Knieschmerzen. Was soll das alles? Ich möchte dich nicht so haben!!! Ich hasse dich dafür, dass du dich ständig gegen mich stellst. Kannst du nicht einfach mitmachen, damit ich endlich wieder in meine alten Jeans passe?

Gruß, Brigitte

So fiel der Antwortbrief aus:

Liebe Brigitte,

ich bin ganz schön sauer auf dich, denn so einfach ist das nicht! Merkst du denn nicht, dass du mich überforderst mit deinem ganzen Getue? Diese ständigen Diäten und das Training. Immer meckerst du an mir herum und kritisierst mich. Wenn du so weitermachst, dann fahre ich meinen Stoffwechsel noch mehr hinunter, sodass du schon von einem Salatblatt zunimmst. Ich habe all die Jahre mein Bestes getan, wie wäre es mit ein bisschen Anerkennung dafür? Hast du denn gar kein Mitgefühl? Glaubst du, es macht mir Spaß, diese zehn Pfund mitzuschleppen? Aber solange du gegen mich kämpfst, gebe ich sie nicht her. Was ist – bist du bereit zur Zusammenarbeit?

Dein Körper

Lassen Sie sich auf diese Übung ein, Sie werden erstaunt sein, was Ihnen Ihr Körper mitzuteilen hat!

Sich lebendig fühlen

Manche Menschen leben nur im Kopf. Der Rest des Körpers wird übergangen, nicht gespürt, nicht beachtet. Wir führen unsere Bewegungen automatisch aus, gehen, sitzen, stehen und bemerken gar nicht, dass unsere bewusste Wahrnehmung des Körpers beim Hals aufhört. Das Einzige, was wir spüren, ist der Verstand, der in unserem Kopf die Herrschaft übernommen hat. Da rattert und knirscht es, da werden Gedanken am laufenden Band produziert und unsere ganze Aufmerksamkeit gilt ihnen. Die Chefin hat heute so komisch geguckt, ob ihr der letzte Bericht nicht gefallen hat? Was muss ich nach dem Büro einkaufen? Ich sollte Lisa wieder einmal anrufen und mit ihr ein Glas Wein trinken gehen. Urlaub wäre schön. Ein verlängertes Wochenende in Hamburg vielleicht? Warum hat die Chefin nur so komisch geguckt?

Wir verlieren uns in unseren Gedanken, der Rest des Körpers existiert gar nicht für uns.

Übung: Die Lebendigkeit des Körpers spüren

Machen Sie doch, während Sie diese Zeilen lesen, eine kleine Übung. Wie ist Ihre Haltung? Kann Ihr Atem frei in die Lunge fließen oder sitzen Sie verkrümmt da? Spüren Sie Ihre Füße und Ihre Beine? Sind Ihre Schultern verkrampft, ist ihr Gesicht entspannt? Schon ist Ihr Atem etwas intensiver geworden, während Sie begonnen haben, Ihrem Körper Aufmerksamkeit zu widmen. Vielleicht stellt sich ein leichtes Kribbeln ein. Sie können jetzt versuchen, ganz gezielt Ihren kleinen Finger zu spüren oder ihre rechte Pobacke. Oder auch Ihre Haut und wie sich die Kleidung darauf anfühlt. Dehnen Sie Ihr Spüren auf den gesamten Körper aus. Merken Sie, wie nach und nach die Lebendigkeit zurückkommt?

Unser Körper ist dazu da, gespürt zu werden. In einer Zeit, in der der Fokus so sehr auf geistige Arbeit gerichtet ist und körperliche Tätigkeiten im Alltag mehr und mehr abnehmen, entsteht leicht ein Ungleichgewicht. Um uns wieder einigermaßen in die Balance zu bringen, gehen wir nach dem Büro ins Fitnessstudio, um uns dort auszupowern und kräftig zu schwitzen. Oft auch aus der Motivation heraus, den Körper schön und straff zu erhalten. Doch Bewegung hat einen viel tieferen Sinn. Sie macht uns lebendig, lässt uns den Körper wieder spüren und uns wohl darin fühlen. Denn unser Körper möchte bewegt werden.

Ist nicht unsere Stimmung nach einem langen, flotten Spaziergang viel besser als davor, als wir vor dem Fernseher hingen? Der Drang, sich zu bewegen, ist uns angeboren. Kleine Kinder sind ständig in Bewegung. Sie laufen herum, hüpfen, schlagen Purzelbäume. Leider wird heutzutage auch schon Kindern die Bewegung abtrainiert. Sie werden vor den Fernseher gesetzt oder spielen Computerspiele. Hier geht ein Teil der Natürlichkeit schon im frühen Kindesalter verloren.

Doch nicht nur Bewegung, sondern jede Form von Berührung bringt uns in unseren Körper zurück. Duftende Bodylotion auf den Körper auftragen, sich massieren lassen oder Sex mit unserem Liebsten, all das sind Möglichkeiten, uns wieder in unseren Körper zurückzubringen, uns mit ihm zu verbinden. Dann ist es unwichtig, welche Zahl die Waage zeigt und welche Form unser Körper hat. Wenn wir unseren Körper bewohnen, ihn spüren, all unsere Sinne aktiviert haben, dann fühlen wir uns lebendig und wohl in unserem Körper. Unsere Haltung ist aufrecht, wir nehmen unseren Platz in der Welt ein. Unser Körper, der so oft beurteilt, verurteilt und bekämpft wurde, darf endlich so sein, wie er ist: einzigartig, lebendig, schön.

Übung: Die Freude am Körper wiederfinden

- Wo fehlt Lebendigkeit in Ihrem Leben?
- Machen Sie es sich zur Gewohnheit, immer wieder Ihre Aufmerksamkeit auf Ihren Körper zu lenken. Spüren Sie bewusst ihre Füße, während Sie gehen, Ihren Po, während Sie sitzen, und den gesamten Körper. Damit kommt Lebendigkeit in Ihren Körper zurück.
- Betreiben Sie Sport nicht, um abzunehmen, Fett zu verbrennen oder weil Sie zu viel gegessen haben. Bewegen Sie sich aus Freude und fühlen Sie, wie Ihr Körper dabei fit und stark wird.
- Nehmen Sie an Aktivitäten teil, die Sie mögen, auch wenn dadurch die Aufmerksamkeit auf Ihr Gewicht und Ihre Figur gelenkt wird. Erinnern Sie sich immer daran, dass Sie es verdienen, Dinge zu tun, die Spaß machen, wie zum Beispiel Tanzen oder Schwimmen.
- Machen Sie Inventur in Ihrem Kleiderschrank. Behalten Sie nur die Kleidungsstücke, in denen Sie sich wohlfühlen und die für Ihren Körper angenehm zu tragen sind.
- Umgeben Sie sich mit Menschen und Dingen, die Ihnen guttun und die Sie unterstützen. Ihr Selbstwertgefühl wird immer weniger davon abhängen, wie Ihr Körper geformt ist.
- Fragen Sie sich: Bringt es etwas, wenn ich mich darauf konzentriere, was ich an meinem Körper nicht mag?
- Wenn Sie sich einmal nicht wohl in Ihrem Körper fühlen, schreiben Sie zehn Ihrer positiven Eigenschaften auf, wie zum Beispiel Mitgefühl, Kreativität, Stärke und so weiter. Sie werden sehen, dass Sie sich sofort besser fühlen.
- Denken Sie an drei Gründe, warum es lächerlich ist zu glauben, dass Menschen mit einer bestimmten Körperform besser sind als Sie.

- Verbringen Sie wenig Zeit vor dem Spiegel. Der Spiegel kann Ihnen nicht sagen, wie Sie sich fühlen. Spüren Sie lieber mit geschlossenen Augen in Ihren Körper hinein.

Den Körper lieben

Wenn wir Lebendigkeit in unseren Körper zurückbringen, entwickeln wir gleichzeitig wieder eine gesunde und authentische Beziehung zu ihm. Wenn wir unseren Körper als Freund und nicht als Feind betrachten, wenn wir ihm Zuwendung und Liebe zukommen lassen, wenn wir gerne in unserem Körper wohnen, uns damit wohlfühlen und zufrieden sind, dann strahlen wir das auch aus. Wir fühlen uns gut und sind eins mit uns und unserem Körper. Gibt es etwas Schöneres? Den Körper zu lieben heißt auch, seine natürliche Körperform zu akzeptieren und zu wissen, dass Aussehen nichts über den Charakter oder die Werte einer Person aussagt. Wenn wir stolz sind auf unseren Körper, verschwenden wir keine unnötige Zeit mit dem Grübeln über Essen, Gewicht und Kalorien.

Wenn wir unseren Körper bedingungslos akzeptieren und lieben, hören wir auch auf, ihn zu bewerten oder mit anderen Menschen zu vergleichen. Das bedingt gleichzeitig, dass wir auch aufhören, andere Menschen aufgrund ihres Aussehens und Ihrer Körperform zu bewerten.

Gehen Sie doch zum Beispiel mal an einen Nacktbadestrand. Jeder präsentiert sich dort, wie Gott ihn geschaffen hat. Junge Körper, alte Körper, blass oder braungebrannt, mit straffer oder schlaffer Haut. Neben Menschen mit durchtrainierten und schlanken Körpern sieht man Frauen, die Ihren Rubenskörper mit Würde im Liegestuhl platzieren, und Männer, die ihren Bierbauch mit Gelassenheit spazieren tragen. Diese Vielfalt an unterschiedlichem Aussehen der Menschen ist das wahre Leben und hat nichts zu tun mit den geschönten Körpern der Modemagazine. Wie erfrischend und beruhigend für uns alle! Nackt zu schwimmen kann außerdem ein Genuss sein, ein sinnliches Erlebnis. Im Wasser können Sie sich wie eine Meerjungfrau fühlen, leicht und frei.

Im Grunde genommen ist unser Körper das Instrument, über das wir uns im Leben ausdrücken. Durch ihn treten wir in Erscheinung und in Kontakt mit unserer Umwelt und unseren Mitmenschen. Mit ihm wird das, was wir denken und fühlen, nach außen getragen. Wenn wir unseren Körper ablehnen, lehnen wir uns selber ab. Wenn wir unseren Körper mit Respekt, Freundlichkeit und Mitgefühl behandeln und auf seine Bedürfnisse hören, wird er uns Wohlgefühl vermitteln. Bedenken wir immer, dass wir nur diesen einen Körper haben. Er ist unser Gefährt, das uns durchs Leben bringt und uns zu unseren Träumen trägt.

Übung: Ich akzeptiere mich genau so, wie ich bin

Teilen Sie ein Blatt Papier mit einer Linie in zwei Teile. Schreiben Sie auf der linken Seite alle negativen Gedanken bezüglich Ihres Körpers auf, die Ihnen in den Sinn kommen.

Dann stellen Sie sich vor, dass ihre allerbeste Freundin diese Kommentare über sich selber geschrieben hat. Wandeln Sie nun auf der rechten Seite des Papiers alle diese negativen Aussagen in positive um.

Falten Sie das Blatt in der Mitte und lesen Sie die negativen Aussagen durch. Wie fühlen Sie sich?

Nun lesen Sie die positiven Aussagen durch. Wie fühlen Sie sich?

Sagen Sie sich: Ich akzeptiere mich genau so, wie ich bin.

Übung: Modemagazine kritisch betrachten

Blättern Sie zusammen mit Freundinnen ein Modemagazin oder eine Zeitschrift durch und markieren sie alle Stellen, die ein unrealistisches Körperbild von Frauen oder Männern darstellen.

Welche Aussage wird hier getroffen – ist das die Realität?

Reißen Sie die markierten Seiten aus dem Magazin. Was bleibt von der Zeitschrift übrig?

Übung: Den Körper um Verzeihung bitten

- Suchen Sie sich einen ruhigen Platz, wo Sie ungestört sind. Schließen Sie die Augen und atmen Sie tief ein und aus. Spüren Sie, wie Ihr Atem frei und leicht fließt.
- Gehen Sie mit Ihrer Aufmerksamkeit nach innen.
- Nun konzentrieren Sie sich darauf, wie Sie über Ihren Körper denken. Welche Gedanken tauchen auf? Schauen Sie sich die negativen Gedanken genauer an. Woher kommen sie? Was bringen sie Ihnen? Möchten Sie diese behalten?
- Stellen Sie sich vor, dass neben Ihnen ein goldener Kübel steht, und entsorgen Sie darin alle negativen Gedanken über Ihren Körper, die Sie nicht mehr haben möchten.
- Fühlen Sie in Ihren Körper hinein. Hat sich etwas verändert?
- Bitten Sie nun Ihren Körper darum, in Ihrer Vorstellung zu erscheinen, und achten Sie darauf, welches Bild auftaucht.
- Wie ist seine Form, seine Gestalt?
- Treten Sie in Kontakt mit ihm. Wie geht es ihm? Wie fühlt er sich? Möchte er Ihnen irgendetwas sagen?
- Hören Sie ihm ganz genau zu. Unterhalten Sie sich mit ihm.
- Fragen Sie ihn: »Was wünscht du dir von mir? Was kann ich für dich tun, damit du dich gut fühlst?«
- Bitten Sie Ihren Körper um Verzeihung für all die Zeiten, in denen Sie ihn schlecht behandelt haben.
- Umarmen Sie Ihn und spüren Sie, wie er Ihnen verzeiht.
- Schicken Sie ihm nun aus Ihrem Herzen Ihre ganze

Liebe und lassen Sie diese durch den ganzen Körper fließen.

- Bleiben Sie eine Zeit lang in diesem Gefühl der Liebe für Ihren Körper sitzen.

V. Die Brücke zur Seele bauen

Wenn Essen nicht satt macht

»Ich weiß nicht mehr weiter«, seufzt meine Klientin Andrea frustriert. Seit einigen Monaten nimmt sie an einem Diätprogramm teil und hat gerade einmal zwei Kilo verloren. Mindestens zehn Kilo trennen sie noch von ihrem Traumgewicht.

Andrea arbeitet in einer Marketingfirma und liebt ihre Arbeit. »Sie ist abwechslungsreich und ich lerne dabei viele interessante Menschen kennen«, erzählt sie mir. Doch sie fühlt sich oft unwohl zwischen ihren schlanken und jüngeren Kolleginnen. »Ich sehe ihre abschätzenden Blicke, wenn ich in der Mittagspause meinen mitgebrachten Salat esse. Die denken sicher, die schafft es ja doch nicht, abzunehmen. Dann fühle ich mich ganz klein und minderwertig.« Dabei hat Andrea im Gegensatz zu den meisten ihrer Kolleginnen ein Studium vorzuweisen und ist äußerst gut in ihrem Job. »Ich komme dann abends nach Hause und esse viel zu große Portionen. Es ist, als hätte ich ein Loch im Magen. Ich könnte essen und essen und werde doch nicht satt. Dabei fühle ich mich ganz schlecht, weil ich es nicht schaffe, meinen Diätplan einzuhalten.«

Im weiteren Gespräch erzählt sie mir, dass ihre Eltern schon als Kind viel von ihr verlangt haben. Obwohl sie ständig gute Noten heimbrachte und später studierte, hatte sie immer das Gefühl, den Ansprüchen ihrer Eltern nicht zu genügen. Ihre Eltern legen großen Wert auf eine sportliche und schlanke Erscheinung und so wurde Andrea schon früh zu Sport und diszipliniertem Essen gedrängt. Süßigkeiten waren verboten, aber die aß sie dann heimlich, abends in ihrem Zimmer. Immer mit schlechtem Gewissen und der Angst, dass ihre Mutter die Verpackung des Schokoriegels oder die leere Keksschachtel finden könnte. Wenn sie heute ihre Eltern besucht, ist der erste Kommentar ihrer Mutter: »Viel hast du aber noch nicht abgenommen!«

Bis jetzt hat Andrea versucht, ihr Gewichtsproblem rein auf der körperlichen Ebene zu lösen. Mit Diäten, Kalorienzählen und Sport. Doch immer wieder sabotiert sie all ihre Erfolge. Oft wird sie am Abend beim Fernsehen schwach und isst die eingesparten Kalorien der ganzen Woche auf einmal auf. Manchmal ist ihr Loch im Bauch so groß, dass sie nachts zur nahegelegenen Tankstelle fährt und sich eine Riesenpackung Eiscreme kauft. Damit kann sie für kurze Zeit ihren Hunger stillen. Einen Hunger, der gar nichts mit Essen zu tun hat. »Wenn ich abgenommen habe, möchte ich mehr ausgehen. Momentan bin ich viel lieber alleine zu Hause. Ich fühle mich gar nicht wohl unter anderen Menschen mit meinem Gewicht. Letzte Woche bin ich dann über meinen Schatten gesprungen und bin endlich einmal mit meinen Arbeitskolleginnen ausgegangen. Alle waren gut gelaunt, haben Wein getrunken und über den Chef gelästert. Als ich nach Hause gekommen bin, habe ich mich irgendwie leer und traurig gefühlt. Weil ich keine Süßigkeiten mehr im Haus hatte, habe ich eine große Portion Müsli gegessen. Das nächste Mal bleibe ich wieder daheim, da fühle ich mich wohler.«

Andrea erkennt immer deutlicher, dass es in ihrem Leben um mehr geht als um ihr Gewichtsproblem. Es ist ihre innere Leere, ihre Traurigkeit, das Gefühl, von anderen Menschen nicht verstanden zu werden und nicht zu genügen.

Andrea schleppt auch als Erwachsene noch die Stimmen ihrer Eltern mit sich herum: »Ich bin nicht gut genug. Ich bin nicht schlank genug. Ich bin nicht erfolgreich genug. Ich bin nicht liebenswert genug.« Dieses Nicht-genug-Sein verursacht ihr Loch im Bauch. Sie versucht, das Loch mit Essen zu füllen, doch das wird nie funktionieren. Sie wird hungrig bleiben. Keine Pizza und nicht die gesamte Schokolade dieser Welt können Andrea satt machen. Denn sie ist hungrig nach anderen Dingen.

Essen kann uns nur auf der körperlichen Ebene satt machen. Wenn wir unseren physischen Hunger gestillt haben, wir aber trotzdem nicht aufhören wollen zu essen, dann können wir mit ziemlicher Sicherheit davon ausgehen, dass es nicht Nahrung ist, die wir brauchen. Im Laufe der Zeit haben wir Essen mit so vielen anderen Dingen verknüpft, dass wir oft unseren körperlichen Hunger mit anderen Bedürfnissen verwechseln. Essen wird dann zu einem Vertrauten, zu einem Freund. Essen unterhält uns, wenn uns langweilig ist, nimmt uns für kurze Zeit den Stress. Essen bringt uns Freude, wenn wir traurig sind, lenkt uns ab von Dingen in unserem Leben, die wir nicht sehen wollen. Irgendwann bemerken wir, dass Essen der Klebstoff ist, der den Tag zusammenhält. Wir haben zugenommen und tragen unsere überflüssigen Kilos wie einen Schutzschild mit uns herum. Wir haben versucht, mit Essen Problemen auszuweichen, und haben welche dazubekommen. Fünf Kilo mehr, Knieschmerzen und noch mehr Frustration.

Es ist wichtig, dass wir unseren körperlichen Hunger erkennen und uns mit guter Nahrung satt essen. Damit nähren wir unseren Körper. Alle anderen Bedürfnisse können nicht mit Essen gestillt werden. Wir brauchen andere Wege, um den Hunger der Seele zu stillen.

Fragen Sie sich:

- Haben Sie schon einmal die Erfahrung gemacht, dass Sie beim Essen einfach nicht satt werden?
- Was steckt hinter diesem Hunger? Was wünschen Sie sich wirklich?
- Glauben Sie, dass Essen Ihnen das geben kann?

Hungrig wonach?

So wie Andrea geht es vielen von uns. Wir sind hungrig. Aber nicht hungrig nach Essen, sondern hungrig nach ganz anderen Dingen. In uns drin wohnt ein trauriges Kind, das danach schreit, gesehen, gehört und ernst genommen zu werden. Es ist verwundet und fühlt sich alleingelassen. Es wünscht sich nichts mehr als Zuneigung und Nähe zu anderen Menschen. Es hungert nach Liebe und Anerkennung.

Wir alle haben Verletzungen in unserer Kindheit erfahren und manche davon sind noch nicht geheilt. Oft entspringt aus der Prägung unserer Kindheit der Glaube, nicht genug zu sein, nicht wertvoll und nicht liebenswert zu sein. Wir haben diese Glaubenssätze von unseren Eltern oder unserem Umfeld übernommen. Als Erwachsene müssen wir erkennen, dass es nun unsere Aufgabe ist, diesem traurigen, hungrigen Kind in unserem Inneren all das zu geben, wonach es schreit: Wertschätzung, Mitgefühl, Barmherzigkeit und bedingungslose Liebe. Wenn uns das gelingt, müssen wir unseren seelischen Hunger nicht mehr mit ungesunden und dick machenden Nahrungsmitteln stillen.

Auch wenn wir eine glückliche Kindheit und liebevolle Eltern hatten, die nur unser Bestes wollten, es gibt immer Ereignisse in unserem Leben, die uns aus der Bahn werfen und uns mit einer tiefen seelischen Wunde zurücklassen. Solange wir unsere Wunden nicht geheilt haben, werden wir immer wieder diesen Hunger in uns spüren, der nichts mit Essen zu tun.

Wir müssen lernen, dass wir niemandem beweisen müssen, dass wir wertvoll sind. Denn wir alle sind genug, wir waren es schon immer. Wir kamen als perfekte Wesen auf diese Welt, um hier unsere Erfahrungen zu machen. Wir brauchen niemandem zu beweisen, dass wir es wert sind, geliebt und angenommen zu werden, so wie wir sind. In unserer ganzen Menschlichkeit und mit all unseren vermeintlichen Unzulänglichkeiten. Wenn wir aber glauben, unseren Hunger nach Anerkennung im Außen stillen zu können, sind wir auf dem falschen Weg. Solange wir von den Menschen in unserem Leben erwarten, dass sie unsere Sehnsucht stillen, werden wir enttäuscht werden. Weder die ideale Liebesbeziehung noch der Traumjob oder das beste Fünf-Gänge-Menü kann das. Wenn wir herausfinden, wonach wir wirklich hungern, können wir diesen Hunger auch stillen. So einfach ist es – und doch auch so schwierig.

Fragen Sie sich:

- Wonach sind Sie hungrig?
- Fühlen Sie sich wert, geliebt zu werden, ohne etwas Besonderes dafür tun zu müssen?
- Haben Sie das Gefühl, sich in Ihrem Beruf beweisen zu müssen?

Was denke ich, was fühle ich? – Die Kraft der Gedanken

Der US-amerikanische Zellbiologe Dr. Bruce Lipton beschreibt in seinem Buch »The Biology of Belief«, wie schon im Kleinkindalter unser Unterbewusstsein beeinflusst wird. Kinder lernen durch intensive Beobachtung ihrer Umwelt. Wir schauen uns Verhaltensweisen von unseren Eltern ab. So werden Glaubenssätze und Ansichten ungefiltert von Personen in unserer Umgebung übernommen. Wenn wir sechs Jahre alt sind, ist das Unterbewusstsein zu einem Großteil geprägt und diese Prägungen begleiten uns für den Rest unseres Lebens. Wir glauben, was in uns gespeichert ist, auch wenn es nicht der Wahrheit entspricht, und diese inneren Glaubenssätze wirken sich auch auf unser Essverhalten und unseren seelischen Hunger aus.

Als Erwachsene haben sich unsere Muster und Glaubenssätze derart eingeprägt, dass es sehr schwierig ist, ein bestimmtes Verhalten zu verändern. Jeder Versuch, mit dem aktiven Willen allein eine Veränderung zu erzielen, scheitert früher oder später, denn unser Unterbewusstsein beeinflusst unsere Handlungen stark. Sobald also unser eiserner Wille nachlässt, fallen wir wieder in alte Muster zurück.

Dies kann man deutlich bei Diäten erkennen. Die ersten Tage und vielleicht auch Wochen wird diszipliniert nach Plan gelebt, da wird abgewogen und Kalorien gezählt. Wir verbringen viel Zeit damit, unseren Tag um unsere Diät herum zu organisieren, damit alles glatt läuft. Schon zeichnet sich der erste Erfolg auf der Waage ab. Wir sind im Hochgefühl. Ja, diesmal – so sagen wir uns –, diesmal klappt es. Wir sind auf einem guten Weg und wir werden unser Ziel erreichen. Die Hosen und Röcke beginnen lockerer zu sitzen, unsere beste Freundin und die Arbeitskollegin machen uns Komplimente. »Hast du abgenommen? Du siehst gut aus!« Das motiviert uns noch mehr. Weiterhin üben wir Disziplin beim Einkaufen, wenn wir den Gang mit der Schokolade, den Keksen und all den anderen Süßigkeiten mit verachtendem Blick strafen.

Doch dann sind wir zu einer Geburtstagsparty eingeladen und können dem Knabberzeug, den Cocktails und der Geburtstagstorte nicht widerstehen. »Nur dieses eine Mal«, denken wir. »Morgen mache ich dann weiter in meinem Plan.« Voller Mühe quälen wir uns durch den nächsten Tag. Aber irgendwie ist die Luft raus. Der nächste Fehltritt folgt auf dem Fuß, wir essen eine viel zu große Portion von den sowieso nicht erlaubten Spaghetti Carbonara. Die Waage zeigt sofort ein Kilo mehr. Wir sind frustriert und unsere Motivation ist irgendwo zwischen dem Magerjoghurt und der Tafel Nussschokolade verloren gegangen. Zwei Tage später sind wir wieder im alten Schlendrian.

Es ist also gar nicht so einfach, sein Essverhalten langfristig zu verändern, weil die Prägungen aus der Tiefe unseres Unterbewusstseins letztendlich unser Verhalten bestimmen. Diese Konditionierungen produzieren die entsprechenden Gedanken, die wiederum zu entsprechenden Gefühlen vom Körper übersetzt werden. Aufgrund dieser Gedanken und Gefühle setzen wir also unsere Handlungen. Aus unseren Handlungen entwickelt sich unser Verhalten. Wiederholen wir ein Verhalten ständig – zum Beispiel ein kleines Stück Kuchen zum Nachmittagskaffee oder ein paar Kekse vor dem Schlafengehen naschen –, gräbt sich mit jedem Mal dieses Muster noch intensiver ein. Es läuft automatisch ab.

Was wir glauben, bestimmt also, was wir denken und fühlen. Wie können wir nun effektiv unsere alten Glaubenssätze aus der Kindheit und das Verhalten, das wir uns im Laufe unseres Lebens angelernt haben, verändern? Im Handumdrehen wird uns das nicht gelingen, denn um langfristige Veränderungen zu bewirken, müssen wir neue Muster entwickeln, damit wir andere Gedanken haben. Dann – und nur dann – wird auch unser Verhalten ein anderes sein.

Sicher haben Sie vom »positiven Denken« gehört. Diese

Welle schwappte in den 1980er-Jahren aus den USA zu uns nach Europa und wurde von vielen Menschen begeistert aufgenommen – und von den meisten falsch verstanden. Das Credo: Wenn wir über alles und jeden positive und liebevolle Gedanken haben, wird nach und nach alles Negative verschwinden und wir werden ein glückliches und erfülltes Leben führen. Was sich für viele so vielversprechend anhört, endet oft in großer Enttäuschung. Denn positives Denken allein funktioniert nicht. Es ändert nicht unsere tiefsitzenden Muster, kann die Verletzungen aus der Vergangenheit nicht heilen und löst verdrängte Gefühle nicht. Es ist, als würde man verdorbene Erdbeeren mit Schokolade überziehen. Die Oberfläche erscheint schön und glänzend, aber die Beeren darunter haben nicht auf wundersame Weise ihre Frische zurückerhalten.

Trotzdem ist es wichtig, auf die Gedanken und Gefühle zu achten, denn sie geben uns Auskunft darüber, wie es in unserem Inneren aussieht. Gefühle dienen gewissermaßen als Übersetzer all unserer Gedanken, Muster und Bedürfnisse, damit wir erkennen, wo wir stehen und was wir ändern können. Es ist auch wesentlich, sich mit seinen negativen Gedanken auseinanderzusetzen. Das bedeutet, sich nicht von seiner eigenen Negativität und der aus dem Umfeld terrorisieren und aus seiner Mitte bringen zu lassen. Statt »positiv Denken« würde ich eher von einer »positiven Lebenseinstellung« sprechen. Dazu gehört durchaus, das Glas »halb voll« anstatt »halb leer« zu sehen.

Wunscherfüllung durch Gedankenkraft?

Vielleicht haben Sie auch schon von den »Bestellungen ans Universum« gehört. Diese Anschauung besagt, dass, wenn wir uns etwas ganz, ganz fest wünschen und diesen Wunsch ans Universum abschicken, dieser Wunsch zu 100 Prozent in Erfüllung gehen wird. Wir müssen nur unsere Gedanken danach ausrichten und fest daran glauben. Das kann durchaus funktionieren – oder auch nicht. Wenn wir uns zum Beispiel den Traumpartner fürs Leben wünschen, mit unseren alten Beziehungen aber noch nicht abgeschlossen haben und noch viel Groll in uns tragen, wird unser Unterbewusstsein uns sabotieren. Das wird so lange passieren, bis unsere bewussten Gedanken und Wünsche mit unseren unbewussten Mustern übereinstimmen. Wenn wir uns wünschen, zehn Kilo abzunehmen, jedoch nicht mit dem Naschen aufhören, wird sich auch bei unserem Gewicht nichts bewegen.

Wollen wir also unser Leben und unser Essverhalten langfristig in eine positive Richtung verändern, bleibt es uns deshalb nicht erspart, uns mit unserem Unterbewusstsein auseinanderzusetzen. Wir müssen alte Muster erkennen, die uns nur schaden und uns nicht in die richtige Richtung führen. Wir können diese Muster verändern, doch es erfordert Zeit, Geduld und Mitgefühl mit uns selbst. Wir müssen uns auch unserer Verwundungen bewusst werden, die möglicherweise tief in uns sitzen und uns davon abhalten, ein glückliches Leben zu führen. Oft brauchen wir dazu Hilfe und das ist auch in Ordnung so. Es gibt wunderbare therapeutische Möglichkeiten, den Schmerz der Vergangenheit zu heilen und uns ein neues und gesünderes Verhalten anzueignen. Voraussetzung ist jedoch immer die Bereitschaft, das Alte hinter sich zu lassen und neue Wege zu gehen. Es mag unbequem sein, sogar manchmal mühsam, die alten Trampelpfade zu verlassen und zu erkunden, was das Leben alles noch an Möglichkeiten bereithält. Aber wir werden dafür belohnt. Auf dem Weg zu uns selbst werden wir erkennen, dass wir nicht allein sind: Unsere Seele ist immer mit uns.

Fragen Sie sich:

- Haben Sie Muster in sich, die immer wieder zur Selbstsabotage führen und Sie davon abhalten, Ihre Ziele zu erreichen?
- Wie können Sie diese verändern?

Gefühle

Was sind eigentlich Gefühle? Sie sind im Grunde genommen nichts anderes als unsere Gedanken, die vom Körper übersetzt werden. Wir erfahren also das, was wir denken, über unsere Gefühle, sowohl über positive als auch negative. Deshalb sind Gefühle so wichtig: Weil sie uns etwas mitteilen wollen, damit wir dementsprechend reagieren und handeln können. Gefühle gehören also zu unserem Leben und sind ein wichtiger Teil davon.

Ich möchte gleich einmal in einem praktischen Beispiel zeigen, wie man mit seinen Gefühlen bewusst in Kontakt treten kann. Während ich dieses Kapitel schreibe, sitze ich im Zug auf der Heimreise nach Wien. Ich habe den heutigen Tag mit meinen Schwestern verbracht. Wir haben die neue Wohnung unserer jüngsten Schwester Lotta besichtigt, gemeinsam gegessen, geplaudert und schöne Stunden verbracht.

Jetzt habe ich Zeit, meine momentanen Gefühle zu erkunden. Ich atme tief durch und frage mich: »Was ist momentan da?« Zuerst konzentriere ich mich auf meine fünf Sinne. Da bin ich, wie ich atme, wie ich dasitze. Ich spüre eine leichte Verspannung in den Schultern. Da ist die Stimme der Frau, die neben mir sitzt. Da ist der Sonnenschein, der durch die Fensterscheibe strahlt. Da ist die Kühle der Klimaanlage, die ich auf meinen Unterarmen spüre. Jetzt geht es tiefer. »Was ist noch da?«, frage ich weiter. Da ist eine gewisse Langeweile, die ich spüre, weil noch eine lange Zugfahrt vor mir liegt. Und da ist die Lust, zu naschen, ausgelöst durch den jungen Mann schräg gegenüber von mir, der gerade genüsslich an einer Packung Kekse mampft. Da sind auch das nachklingende, warme Gefühl der Freude, meine Schwestern wiedergesehen zu haben, und die Dankbarkeit, dass sie mein Leben bereichern. Da sind außerdem noch ein leichter Druck wegen meines nächsten

Projekts und die Müdigkeit, weil ich seit 4:30 Uhr morgens auf den Beinen bin.

Ich atme noch einmal tief durch. Alles, was da ist, darf da sein. Wie von alleine weicht die Anspannung von mir. Ich sitze hier. Ich atme. Ich lebe. Ich lächle. Ich genieße diesen Augenblick.

Wenn wir auf unsere Gefühle achten, bekommen wir also Informationen über unseren momentanen Zustand. Gefühle kommen und gehen, sind manchmal intensiv und dann wieder nur ganz leicht spürbar. Oft möchte ein Gefühl einfach nur wahrgenommen werden und dann verschwindet es auch schon wieder. Es geht nicht darum, seine Gefühle verändern zu wollen, sondern sie zu erkennen und da sein zu lassen. Denn ein Gefühl ist auch nur eine Momentaufnahme.

Manche Menschen spalten sich ganz von ihren Gefühlen ab, andere wiederum ertrinken in ihnen. Hier gilt es, einen gesunden Zugang zu seiner Gefühlswelt zu finden. Wir müssen nicht auf jedes Gefühl impulsiv reagieren, wir sollten aber auch keine Angst haben, ein empfundenes Gefühl nicht aushalten zu könnten.

Doch was ist, wenn wir zu viel fühlen? Wenn sich nicht nur unsere eigenen Gefühle sehr intensiv zeigen, sondern wir auch die Gefühle anderer Menschen wahrnehmen und diese spüren? Das kann oft sehr schwierig sein, denn wir müssen zuerst lernen, zu unterscheiden, ob ein Gefühl von uns kommt oder ob wir es von einem anderen Menschen aufgesammelt haben. Menschen mit einem sehr ausgeprägten Gespür dafür nennt man Empathen. Es ist durchaus wünschenswert, empathisch zu sein, denn damit trennen wir uns nicht von unseren Mitmenschen, sondern fühlen uns verbunden mit ihnen, offen für ihre Ängste und Nöte. Doch es ist oft schwierig und anstrengend, mit dieser Gabe zu leben.

Ich habe festgestellt, dass Menschen mit Gewichtsproblemen oft auch zu viel spüren und mit ihrer Gefühlswelt überfordert sind. Gerade am späteren Nachmittag beginnt die Zeit, zu der der intakte Schutz um uns herum von den vielen Eindrücken und Menschen, mit denen wir tagsüber zu tun hatten, löchrig wird. Wir fühlen uns angreifbar und verletzlich. Das ist genau die Zeit, zu der viele von uns zum Essen greifen. Essen gibt uns vorübergehend wieder unseren Schutz zurück und lässt uns weniger spüren. Doch wir wissen, dass dieses Essverhalten nicht die Lösung ist. Es gibt andere Möglichkeiten, die uns wieder in unsere emotionale Mitte bringen.

Tipps für eine gesunde Gefühlswelt

- Achten Sie in Zukunft bewusst im Umgang mit anderen Menschen darauf, ob und wann Sie deren Gefühle übernehmen.
- Ziehen Sie sich immer wieder vom Trubel des Alltags zurück – auch wenn es nur zehn Minuten sind. Genießen Sie das Alleinsein, die Stille und die Ruhe.
- Schalten Sie den Fernseher aus und lesen Sie dafür ein gutes Buch.
- Halten Sie sich viel in der Natur auf, bewegen Sie sich dabei und atmen Sie tief.
- Nehmen Sie am Abend ein Salzbad mit gutem Meersalz oder Himalaya-Salz. Wenn ein Bad nicht möglich ist, duschen Sie und schrubben Sie dabei mit einer Handvoll Salz den Körper ab. Stellen Sie sich dabei vor, dass das Salz Sie von den aufgenommenen Emotionen befreit.

Die wahren Bedürfnisse erkennen und erfüllen

Wir alle haben Bedürfnisse. Diese zu erkennen ist eine Sache, sie anderen auch mitzuteilen die andere. Geliebt zu werden ist eines unserer wichtigsten Bedürfnisse. Wir wollen gesehen und wertgeschätzt und als Mensch anerkannt werden. Doch oft wollen wir uns nicht zeigen, wie wir sind, und sagen unserem Gegenüber nicht ehrlich, was wichtig für uns ist.

Früher dachte ich, lieb und nett zu sein – ein guter Mensch also – sei das, wonach man im Leben streben sollte. Heute kann ich nur darüber schmunzeln. Aber wie sollte ich es auch wissen, so etwas lernt man nicht in der Schule – es ist das Leben, das uns die wertvollsten Lektionen lehrt, auch wenn sie manchmal sehr schmerzhaft sein können. Ich habe herausgefunden, dass es nicht darum geht, ein guter Mensch zu sein, sondern darum, Mensch zu sein. Mensch sein heißt, sich mit allen Facetten seiner Persönlichkeit, auch den ungeliebten Seiten, anzufreunden. Mensch sein heißt, authentisch sein, zu sich stehen, sich wertschätzen für alles, was man ist. Mensch sein heißt, sich zu zeigen in seiner ganzen Menschlichkeit, sich ins Licht zu stellen und zu sagen: »Das bin ich und ich bin in Ordnung so, wie ich bin.« Auch wenn ich ein paar Kilo zu viel wiege, auch wenn die letzte Diät wieder mal gescheitert ist, auch wenn ich diesem Stück Schokolade einfach nicht widerstehen kann – ich bin gut so, wie ich bin. Mensch zu sein heißt also: mutig zu sein.

Wir alle haben gelernt, mit Masken durchs Leben zu gehen. Diese Masken tragen wir, weil wir unsere Verletzlichkeit nicht zeigen wollen. Wir wollen, dass unsere Umgebung ein gewisses Bild von uns hat. Stark, erfolgreich, schlank, das Leben mit Leichtigkeit meisternd. Wir wollen nur unsere positiven Eigenschaften zeigen, gut gelaunt und gelassen erscheinen. Wir wollen, dass die anderen uns mögen, uns toll finden. Letztendlich wollen wir aber alle einfach nur geliebt werden. Deshalb stellen wir unsere wahren Bedürfnisse zurück. Wir glauben, dass wir die Liebe der anderen verlieren, wenn wir uns so zeigen, wie wir sind. Wer will uns schon sehen, wenn wir verzweifelt und am Ende sind? Wer will unsere Gier sehen, unsere Bedürftigkeit und unsere Eifersucht? Unseren Neid, unsere Schuld und unsere Scham? Manche Aspekte unserer Persönlichkeit haben wir dermaßen von uns abgespalten, dass wir gar nicht erkennen, dass auch sie zum Menschsein gehören. Doch alle Gefühle, all unsere Wesensanteile, sollten ihren Platz im Leben haben. Wir richten nur dann Schaden an, wenn wir sie verneinen und sie dadurch auf ungesunde Weise zum Ausdruck kommen.

Unsere Verletzlichkeit zuzulassen, dagegen sträuben wir uns am allermeisten. Lieber laufen wir weiter mit den verschiedenen Masken herum – die anderen tun das doch auch! Wir wollen nicht angreifbar sein und nicht angegriffen werden.

Wir müssen uns aber bewusst sein, dass eine echte Verbindung zu unserem Gegenüber nur dann entstehen kann, wenn wir unser wahres Gesicht zeigen. Wenn wir unsere Freude, aber auch unseren Schmerz und unser Scheitern zeigen, nur dann leben wir authentisch.

Wir haben die falsche Ansicht, dass Verletzlichkeit gleichbedeutend ist mit Schwäche. Sich verletzlich zeigen heißt ganz und gar nicht, schwach zu sein. Es bedeutet Stärke.

Als vor zwei Jahren mein erstes Buch »Braucht die Seele Apfelstrudel?« erschien, war ich mehr als nervös. Ich hatte in diesem Buch über den richtigen Umgang mit Essen und Emotionen geschrieben und dabei auch meine eigene Geschichte erzählt: Meine Probleme, die ich mit dem Essen hatte. Mein ungesundes Verhältnis zu meinem Körper und meinen Kampf gegen mein Gewicht. Ich hatte über meinen Schmerz geschrieben und über meinen Liebeskummer. Erst als ich die endgültige Fassung in der Hand hatte und das Buch tatsächlich in Druck gehen sollte, wurde mir richtig bewusst, wie viele persönliche Dinge in dieses ursprünglich als Sachbuch geplante Manuskript hineingeflossen waren. Das machte mir Angst. Niemand, weder meine Familie noch meine Freunde, wusste von den Problemen in meiner Jugend. Es war mein Geheimnis, mein verdrängter, scham- und schuldbesetzter Schatten, den ich mir oft nicht einmal selbst zugestehen wollte. Alle dachten von mir, dass ich mich schon immer gesund ernährte und ein vernünftiges Essverhalten hatte. Dem war jedoch überhaupt nicht so, und die ganze Welt konnte nun darüber lesen. Ich geriet in Panik. »Hätte ich doch nicht so persönlich geschrieben!«, dachte ich in einem Anfall von Reue. »Jetzt sehen alle dein wahres Gesicht. Sie werden über dich herziehen und über dich richten. Sie werden dich schief anschauen und über dich reden. Sie werden dich angreifen, jetzt, wo du dich so verletzlich gezeigt hast. Und sie werden dich deswegen nicht mehr lieben.« So waren meine Gedanken und ich wartete voller Angst auf die ersten Reaktionen meiner Familie und Freunde.

Die Reaktion auf mein ehrliches Buch war dann überhaupt nicht die, die ich mir in meinem Kopf zusammenfabuliert hatte. Mir flossen Sympathie und Mitgefühl entgegen, viele erkannten sich mit ihrem eigenen Verhalten wieder, sowohl Bekannte als auch mir unbekannte Menschen, die das Buch gelesen hatten. »Es ist so, als hätten Sie meine eigene Geschichte aufgeschrieben. Mir ist es genauso ergangen«, schrieb eine Dame in einer E-Mail. All das rührte mich sehr. Ich hatte mich verletzlich gemacht und mich damit befreit – von der Angst, ich selbst zu sein und mich auch so zu zeigen.

Je authentischer wir im Umgang mit anderen Menschen sind, je mehr wir zu uns stehen und unsere Bedürfnisse aussprechen, desto wohler fühlt sich auch unser Gegenüber. Durch das Zeigen unserer eigenen Verletzlichkeit verlieren die Menschen die Angst, ihre eigene Verwundbarkeit zu enthüllen. Wenn wir uns mit allen vermeintlichen Makeln und unserer ganzen Geschichte lieben, dann tun wir das auch bei anderen Menschen. Wir erkennen uns im anderen wieder und haben Mitgefühl sowohl für ihn als auch für uns. So können wir alle unsere Masken ablegen.

So gut es geht, lebe und handle ich authentisch, stehe zu meinen Bedürfnissen und drücke meine Gefühle auf eine gesunde Weise aus. Auch wenn das bedeutet, nicht immer als lieb und nett gesehen zu werden. Dafür bin ich echt, und das ist viel, viel besser. Ich schaffe es natürlich nicht in jeder Situation, ganz ich selbst zu sein und keine Maske zu tragen. Aber auch das ist in Ordnung, denn es gehört zu meiner Menschlichkeit.

Fragen Sie sich:

- Was sind Ihre eigenen Bedürfnisse?
- Wo tragen Sie Masken in Ihrem Leben?
- Bei welchen Menschen lassen Sie es zu, sich verletzlich zu zeigen, bei welchen nicht?
- Wovor haben Sie Angst, wenn Sie Ihre Verletzlichkeit zeigen?
- Was bedeutet es für Sie, authentisch zu sein?

Der Körper als Sitz der Seele

Was ist die Seele? Und wo im Körper befindet sie sich eigentlich? Diese Fragen haben sich schon viele Menschen aus den unterschiedlichsten wissenschaftlichen und religiösen Bereichen gestellt und es gibt genauso viele Definitionen und Meinungen darüber. Eines ist gewiss, die Seele kann man nicht sehen, messen, wiegen oder irgendwo im Körper aufspüren. Kein Röntgenbild, keine Magnetresonanz und kein Ultraschall kann die Seele sichtbar machen, und doch sind sich die meisten von uns einig darüber: Jeder Mensch hat eine Seele.

Für mich persönlich ist die Seele der Teil unseres Wesens, der uns mit dem Göttlichen verbindet. Unsere Seele bringt uns zurück zum Schöpferischen, zum Ursprung. Manche Menschen nennen diesen Ursprung Gott, andere haben gar keinen Namen dafür. Was immer wir jedoch unter unserer Seele verstehen: Wir sollten sie schätzen und achten als einen wesentlichen Teil unseres Ichs. Dieser Teil ist nicht sichtbar und wir können ihn auch nicht mit Diäten oder Fitnesseinheiten formen, aber er hat dennoch eine große Wichtigkeit für unser Leben und unser Selbst.

Wir dürfen unsere Seele nicht mit unserer Persönlichkeit verwechseln. Die Persönlichkeit ist der Teil, über den wir uns definieren, der uns von anderen Menschen unterscheidet. Unser Geburtsdatum und unsere Augenfarbe. Unsere Körpergröße, unser Sternzeichen und ob wir zierlich oder robust gebaut sind. Wir erzählen unsere Geschichte, unsere traurige oder glückliche Kindheit, mit wem wir verlobt sind und welches Auto wir fahren. Unsere Persönlichkeit vergleicht sich mit anderen Persönlichkeiten, mit deren Bildung und Charaktereigenschaften, sie lässt uns Gefühle der Überheblichkeit zukommen, wenn wir uns für jemand Besonderen halten, oder Minderwertigkeitskomplexe, weil wir keinen perfekten Körper haben. Unsere Persönlichkeit erkennt und löst Probleme, um dann wieder neue zu erschaffen.

Unsere Seele jedoch ist der Persönlichkeit übergeordnet. Unsere Seele kennt keine Probleme, stellt keine Vergleiche an und verurteilt nicht. Hätten wir nicht unseren wunderbaren Körper, worin sonst könnte unsere Seele wohnen und sich ausdrücken? Deshalb sollte uns unser Körper heilig sein. Er ist der Sitz unserer Seele und damit unseres Gottesfunken – was immer wir uns auch unter dem Göttlichen vorstellen mögen.

Vielleicht können Sie sich denken, dass Ihre Seele der Teil von Ihnen ist, der wachsen und sich ständig weiterentwickeln möchte. Der Teil, der Ihnen nach und nach seinen Plan zeigt, der Situationen und Menschen in Ihr Leben zieht, damit Sie Erfahrungen sammeln und daraus lernen können. So könnte man das Leben als eine einzigartige und spannende Reise begreifen. Der Körper ist das Gefährt, das wir wertschätzen und lieben sollten. Das gelingt aber nicht, wenn wir immer nur auf die Unvollkommenheiten achten und uns mit Diäten und Vorschriften quälen.

Fragen Sie sich:

- Was verstehen Sie unter dem Begriff Seele?
- Schätzen und achten Sie Ihre Seele?
- Wenn Sie sich Ihr bisheriges Leben anschauen, können Sie Lernschritte ausmachen? Wehren Sie sich gegen diese Aufgaben?
- Schätzen Sie Ihren Körper mit allen Fehlern und Unvollkommenheiten als Sitz der Seele?

VI. Junkfood für die Seele

Schattensüchte erkennen

Mit Schattensüchten meine ich diese Form der Süchte, die wir zuerst gar nicht als solche sehen. Denn bei vielen von uns ist es nicht der Alkohol, sind es nicht die Drogen, die unser Leben aus der Bahn werfen. Nein, es sind zunächst harmlose Gewohnheiten, die sich in unseren Alltag schleichen. Doch in diese ursprünglich harmlosen Tätigkeiten investieren wir immer mehr Zeit, bis sie sich wie ein Schatten über unser Leben legen.

Nicht wir bestimmen dann unseren Tagesablauf, sondern diese Süchte. Wir können nicht mehr frei und selbstbestimmt handeln, wir unterliegen einem inneren Zwang, diesen Tätigkeiten oder diesem Verhalten nachzugehen. Das Fatale ist, dass es sich bei diesen Schattensüchten oft auch um Hobbys handeln kann, die uns früher Freude machten und uns guttaten.

So beobachte ich im Fitnessstudio ein Mädchen, das zwanghaft Sport betreibt. Fast jedes Mal treffe ich auf sie, wie sie voller Kraft auf den Stepper tritt. Wenn ich komme, ist sie dort, und auch noch wenn ich nach einer Stunde gehe. Ihre Arme und Beine sind dünn, ihr Gesichtsausdruck verbissen. Ich habe sie noch nie lächeln sehen.

Nehmen wir die schon in einem vorigen Kapitel erwähnte Orthorexie, die Zwanghaftigkeit, sich gesund zu ernähren. Orthorexie wird offiziell nicht als Essstörung anerkannt, da sie relativ neu ist und noch zu wenig erforscht wurde. Der Ausdruck wurde geprägt von einem amerikanischen Arzt, Dr. Steven Bratman. In seinem Buch »Health Food Junkies« beschreibt er eindrucksvoll seine eigene Geschichte: wie er von einem Menschen, der mit Freude gutes Essen zu sich nahm und einen gesunden Lebensstil pflegte, zu jemandem wurde, der in der totalen Zwanghaftigkeit lebte.

Dr. Bratman arbeitete in seiner Jugend in einer großen Kommune im Bundesstaat New York. Er war der dortige Koch und kümmerte sich außerdem um die biologischen Nahrungsmittel, die auf den umliegenden Feldern angebaut wurden. Er hatte damit Zugang zu frischem Obst und Gemüse von guter Qualität und begann, rein vegetarisch zu essen. Mit der Zeit entwickelte er immer strengere Regeln für sich. Das Essen musste frisch gekocht und aus natürlicher Herkunft sein. Bald wollte er nur mehr alleine essen, damit er sich auf das ausreichende Kauen der Speisen konzentrieren konnte und sein Verdauungsprozess nicht gestört wurde. Er achtete darauf, dass sein Magen bei jeder Mahlzeit nicht restlos gefüllt wurde. Er hörte immer auf zu essen, bevor er satt war. Nachdem er sich diesen strikten Regeln für ein Jahr unterworfen hatte, fühlte er sich leicht, stark und voller Vitalität. Auf seine Mitmenschen, die Fleisch aßen und auf deren Speiseplan auch Schokoladenkekse und Kartoffelchips standen, schaute er mit einer gewissen Überheblichkeit herab. Mit der Zeit jedoch bemerkte er, dass er sich nicht nur sozial völlig abgeschottet hatte, auch seine Gedanken kreisten von morgens bis abends ums Essen. Die ursprüngliche Absicht eines gesunden Lebens hatte sich in einen Zwang verwandelt, der sein Leben dirigierte. Nach einiger Zeit begann sein Immunsystem auf seine spartanische Ernährung zu reagieren, er bekam eine schwere Erkältung. Eigentlich wollte er fasten, um wieder gesund zu werden. Doch dann passierte etwas Erstaunliches: Er bekam beim Besuch eines Bekannten ein Stück Schweizer Käse angeboten und wollte aus Höflichkeit nicht ablehnen. Dieser Käse war zu seinem Entsetzen nicht aus roher, sondern aus pasteurisierter Milch hergestellt, und noch dazu waren Farbstoffe zugesetzt. So etwas war Gift in seinen Augen. Doch erstaunlicherweise fühlte er sich nach diesem Stück Käse gut und die Verkühlung war am nächsten Tag wie weggefegt. Dies war für Dr. Bratman die erste Erkenntnis, dass er sich in seiner Zwanghaftigkeit verfangen hatte. Sein Weg zurück zu einer gesunden Einstellung zum Essen war lang und beschwerlich, mit vielen Rückschlägen. Später studierte er Medizin und alternative Heilmethoden und weist heute mit seiner Arbeit auf die Gefahren der Orthorexie hin.

Leben im Ungleichgewicht

Was immer uns Freude und Genuss bereitet und uns Gesundheit bringt, es kann auch zur Sucht werden. Hier gibt es viele Beispiele und Möglichkeiten. Gesunde Ernährung bestimmt den Alltag, Sport wird zur Obsession. Das ursprüngliche Interesse für eine bestimmte Lebensform, wie Vegetarismus oder Veganismus, wird zur Religion, die keine andere Sichtweise mehr zulässt. Auch kann eine Philosophie oder Glaubensrichtung das Leben auf ungesunde Weise beeinflussen – der selbsternannte Guru ist plötzlich die einzige Autorität, der man glaubt. Dafür werden die eigenen Ansichten und Meinungen geopfert, ja sogar die eigene Identität aufgegeben.

Schattensüchte können sich aber nicht nur aus dem Wunsch entwickeln, ein gesundes und sinnerfülltes Leben zu führen. Auch die Dinge, die wir in der Freizeit unternehmen, können in ein ungesundes Verhältnis geraten und letztendlich das Familienleben und die Beziehung zu unseren Mitmenschen gefährden. Da wird zum Beispiel das gesamte Geld in das heißgeliebte Motorrad und jede freie Minute in den Motorradclub investiert. Da wird die gesamte Energie in das Planen des nächsten großen Urlaubs investiert. Unzählige Abende werden mit der Recherche des perfekten Hotels verbracht, Flugpreise und -routen werden verglichen, Reiseführer gewälzt. Das ganze eigentliche Leben verschwindet dabei, läuft nur so nebenbei, man lebt nur für diese drei Urlaubswochen. Kaum sind diese vorbei, beginnt man schon mit der Planung der nächsten Reise.

Schattensüchte entwickeln sich also ganz harmlos und treten in den unterschiedlichsten Formen in Erscheinung. Eines aber haben diese Schattensüchte gemeinsam: Sie bestimmen das Leben, alles was nicht damit zu tun hat, wird mehr und mehr ausgeklammert. Beziehungen leiden, der Job und auch die Gesundheit. Alltägliche Dinge haben keinen Platz mehr, wir haben die Balance in unserem Leben verloren. Das Traurige daran ist, dass unsere Seele leidet. Sie findet keine Beachtung, kein Gehör. Ihre eindringliche, aber leise Stimme wird von der Sucht überdeckt.

Fragen Sie sich:

- Betrachten Sie einmal ganz ehrlich Ihr Leben. Gibt es in irgendeinem Bereich ein Ungleichgewicht?
- Könnte sich dahinter eine Schattensucht verbergen?

Die Auswirkung der Medien

Besser erkennbar als die Schattensüchte sind die Auswirkungen der digitalen Medien auf uns Menschen. In Zeiten von Smartphone, iPad und unbegrenztem Internetzugang kommen wir nicht umhin, uns mit den Auswüchsen unserer technologisierten Gesellschaft auseinanderzusetzen.

Ich und viele andere Menschen meiner und früherer Generationen sind noch mit Büchern aufgewachsen, Internet und Smartphones gab es nicht, und auch das Fernsehen war häufig noch auf drei Programme beschränkt.

Die Erlebnisse meiner Kindheit unterscheiden sich sehr stark von denen unserer heutigen Kinder. Fernsehen ist in der gegenwärtigen Zeit schon zur Gewohnheit geworden. In manchen Familien läuft der Fernseher viele Stunden am Tag als Geräuschkulisse, während nebenbei anderen Tätigkeiten nachgegangen wird. Der Fernseher wird auch gerne dazu verwendet, um die kleinen Knirpse ruhigzustellen, wenn sie quengeln. Anstatt zu lesen verbringen viele Schüler ihre Zeit mit Videospielen und später in diversen Internetforen. Je mehr Freunde man bei Facebook hat, desto angesehener ist man heutzutage.

Nicht umsonst machen sich Psychologen Sorgen, und nicht nur um unsere Kinder. Auch Erwachsene sind oft nicht in der Lage, auf gesunde Weise mit den modernen Medien umzugehen. Die Zahl der Internetsüchtigen steigt, Menschen leiden zunehmend an Vereinsamung. Niemand muss mehr das Haus verlassen, um mit der großen weiten Welt verbunden zu sein. TV und Internet liefern alle Informationen direkt zum bequemen Couchsessel. Das Leben spielt sich im World Wide Web ab, in der Cyberrealität. Die Omnipräsenz der Medien führt auch dazu, dass wir täglich mit den Bildern scheinbar perfekter Körper und unrealistischer Schönheitsrituale konfrontiert werden. Das beeinflusst unser Denken und unser Selbstbewusstsein.

Was können wir also tun, um nicht von den digitalen Medien vereinnahmt zu werden? Sie zu verteufeln wäre der falsche Zugang, denn sie haben uns eine Menge Vorteile gebracht. Wo wir früher mühsam in Bibliotheken auf der Suche nach bestimmten Informationen waren, können wir diese nun mit einem Mausklick auf unserem Computer abrufen. Unser beschleunigter Arbeitsalltag wäre ohne Mails nicht mehr zu bewältigen, vieles in unserem Leben wird durch das Internet erleichtert. Wir können Bücher online bestellen, Theaterkarten reservieren und ein Flugticket buchen, ohne ins Reisebüro zu gehen.

Wichtig ist jedoch ein ehrlicher und bewusster Umgang mit den Medien. Wie viel Zeit verbringen wir vor dem Fernseher, um uns sinnlose »Reality-Soaps« anzusehen, die mit der Realität gar nichts zu tun haben? Wie viele Bilder makelloser, retuschierter Körper wollen wir uns täglich anschauen? Wollen wir unsere Abende damit verbringen, um uns Bilder von Mord, Gewalt, Krieg und Lügen präsentieren zu lassen? Wir nehmen alle Informationen, die über die Mattscheibe flimmern, ungefiltert auf und glauben, was wir sehen. Was ist mit den guten Nachrichten? Die gibt es doch genauso. Nur wir selbst können entscheiden und auswählen, was wir uns im TV ansehen. Fühlen wir uns bei guten Filmen und interessanten Dokumentationen nicht viel wohler und können uns besser entspannen?

Der gleiche Zugang gilt für die sozialen Netzwerke. Sie sind verführerisch, ohne Zweifel. Viele entwickeln regelrechte Rituale und schauen täglich zu bestimmten Zeiten nach, was es Neues gibt bei den Freunden. Haben sie einmal keinen Zugang zum Internet, weil sie zum Beispiel verreist sind, werden sie richtig unruhig. Sie könnten ja etwas versäumen. Doch kann man wirklich echte Freude daraus schöpfen, wie andere Menschen ihr Leben gestalten? Im Grunde wissen wir ja, dass das, was auf Facebook dargestellt wird, nicht der Realität entspricht, denn das wahre Leben findet nicht im Cyberspace statt. Der Abschied von Facebook kann gleichzeitig ein neuer Anstoß dafür sein, selbst ein buntes und interessantes Leben zu gestalten. Auch wenn man nicht den richtigen »Beziehungsstatus« hat und keine unzähligen »Freunde«. Nur Sie selbst haben es in der Hand und entscheiden, wie viel Farbe, Unterhaltung und Freude Sie sich in Ihrem Leben erlauben.

Nehmen Sie es nicht so wichtig, wer mit wem im sozialen Netz befreundet ist. Konzentrieren Sie sich auf Ihre echten Freunde. Mit ihnen etwas zu unternehmen, im Café oder beim gemütlichen Essen, ist noch immer das Schönste.

Fragen Sie sich:

- Welche Rolle spielen Medien in Ihrem Leben?
- Wie viele Stunden pro Tag schauen Sie fern? Wie oft sind Sie in sozialen Netzwerken und Chatrooms unterwegs?
- Würde es Ihnen etwas ausmachen, ein paar Tage auf alle Medien zu verzichten?
- Überlegen Sie: Haben die Körperbilder, die Sie in den Medien sehen, Auswirkungen auf Ihr Essverhalten und Ihr Selbstbewusstsein?

Ungesunde Beziehungen

Unser ganzes Leben ist von Beziehungen bestimmt. Wir sind soziale Wesen, gemacht für Verbindungen mit anderen Menschen. Nur so wachsen wir, nur so lernen wir.

Es gibt viele Formen von Beziehungen. Da sind die mehr oder weniger oberflächlichen Kontakte zu Menschen aus unserer Umgebung, unserem Bekanntenkreis. Der Nachbar, die Mütter aus der Kinderspielgruppe oder der Arbeitskollege. Dann sind da unsere Familie, unsere Eltern, Geschwister, unsere Partner, unsere Kinder. Gemeinsam mit unseren engsten Freunden und Vertrauten bilden diese Menschen ein Netz um uns herum. Mit jeder Person sind wir verwoben. Unsere Beziehungen geben uns ein Gefühl der Sicherheit und Geborgenheit. Durch sie erfahren wir Stabilität und Liebe in unserem Leben. Ohne all diese wertvollen Beziehungen würden wir uns sehr einsam und allein fühlen. Denn so sehr wir auch immer unsere Individualität, unsere Selbstständigkeit, Eigenständigkeit und Stärke betonen, wir sind Beziehungswesen.

Nichts fühlt sich besser an, als nach einem anstrengenden Arbeitstag durchzuatmen und den Abend entspannt mit dem Partner zu verbringen. Es tut gut, sich bei der besten Freundin auszuweinen, ein Gespräch mit der Arbeitskollegin zu führen oder im Kreise der Familie seinen Geburtstag zu feiern. Wir wissen, wir sind nicht alleine, und was immer auch für Herausforderungen im Leben auf uns zukommen, wir haben Menschen, denen wir unser Herz ausschütten können und die uns guttun. Menschen, die um unser Wohl besorgt sind und die uns lieben.

Doch nicht jede Beziehung ist geprägt von gegenseitigem Verständnis, Respekt und Mitgefühl. Gerade in Beziehungen, die uns wichtig sind, werden wir enttäuscht, verletzt, schlecht behandelt. Langjährige Liebesbeziehungen zerbrechen, Freundschaften gehen auseinander, wir entfernen uns von unserer Ursprungsfamilie, weil wir uns unverstanden und nicht wertgeschätzt fühlen.

Beziehungen sind vor allem da, um uns wieder zu uns zurückzubringen, um uns selbst besser kennenzulernen. Beziehungen bringen das Beste und das Schlechteste in uns zum Vorschein. Eifersucht, Neid, Schuld und Scham, all die Gefühle, die wir nicht haben und spüren wollen, werden von Menschen, die uns besonders nahe sind, hervorgebracht. Beziehungen sind oft wie ein Spiegel, wir sehen im anderen, was wir bei uns selbst nicht sehen wollen. Wir halten an einer Partnerschaft fest, weil wir Angst vor dem Verlassenwerden haben. Wir stürzen uns von einer Liebesbeziehung in die nächste, weil wir nicht alleine sein wollen.

Wenn uns eine Beziehung nicht mehr guttut, dann ist es ein Akt der Selbstliebe, diese zu beenden. Sehr oft hängt es mit unserem niedrigen Selbstwert zusammen, dass wir mit Menschen zusammen sind, die uns schlecht behandeln. Ganz tief in uns denken wir: Ich habe es nicht verdient, geliebt zu werden. So machen wir uns lieber abhängig von anderen Menschen, als in unser Innerstes zu sehen und zu entdecken, was für eine schlechte Person wir glauben zu sein. Diese Beziehungen, die uns kleinhalten, die uns schwächen und unseren Wert nicht erkennen, sind ungesund. Sie sind Gift für unsere Seele, sie machen uns nicht satt. Werfen wir einen ehrlichen Blick auf alle unsere Beziehungen. Tun sie uns gut? Nähren sie uns, erkennen diese Menschen unseren Wert?

Mir kommt eine meiner Klientinnen in den Sinn. Hermine, eine resolute Frau Mitte 50, kam zu mir, weil sie in den letzten Jahren ein paar Kilo zugenommen hatte. Vor allem um den Bauch herum. »Mein ganzes Leben war ich schlank und konnte essen, was ich wollte. Aber jetzt haben sich diese paar Kilo an meinem Bauch angeheftet und ich bekomme sie nicht mehr los.« Sie war sogar richtig wütend auf ihren Bauch. »Dass der nicht kleiner wird, das bringt mich auf die Palme!«, schimpfte sie.

Nachdem wir eine Weile miteinander gesprochen hatten, erkannte ich, woher ihre Wut stammte. Es war nicht ihr Speck, der sie in Rage brachte, sondern ihr Mann. »Seit er in Pension ist, ist er unausstehlich«, meinte sie. »Er sitzt zu Hause herum und wartet nur darauf, dass ich von der Arbeit heimkomme. Dann möchte er, dass ich für uns koche und wir gemeinsam essen. Ich bin die einzige Abwechslung, die er hat, und er klammert sich richtig an mich. Dabei würde ich so gerne einmal einen Abend für mich allein sein. Nichts kochen, sondern einfach nur die Füße hochlegen und mich entspannen. Doch das geht nicht.« Ich versuchte, gemeinsam mit Hermine Vorschläge zu erarbeiten, wie sie sich Zeit für sich nehmen konnte, um sich besser um sich zu kümmern. Mal ins Fitnessstudio zu gehen oder einen spannenden Abendkurs zu machen! Doch Hermine konnte keinen Vorschlag annehmen. »Das geht nicht, das erlaubt mein Mann sicher nicht.« Schon waren ihre Gedanken wieder bei ihren Kilos am Bauch. »Ich möchte nur wissen, wie ich diesen Speck wieder loswerden kann!«

Doch mit Abnehmtipps konnte ich ihr nicht mehr weiterhelfen. Hermine konnte ihre ungesunde Beziehung zu ihren Mann nicht kritisch betrachten. Am Ende unseres Gesprächs machte sie noch eine sehr drastische Bemerkung, die mich etwas schockierte. »Ich freue mich auf die Zeit, wenn mein Mann tot ist, dann kann ich endlich das Leben führen, dass ich möchte.«

Ungesunde Beziehungen können also dazu führen, dass manche Menschen ihr Leben gänzlich aufgeben, und in einigen Fällen haben sie, wie wir gesehen haben, eine direkte Auswirkung auf das Essverhalten. Dabei sollte unser eigenes Wohlbefinden immer an erster Stelle stehen. Wir sind selbst für unser Leben verantwortlich und es liegt auch in unserer Verantwortung, wie unsere Beziehung zu uns selbst aussieht.

Haben wir eine gesunde Beziehung zu uns? Gehen wir freundlich und fürsorglich mit uns um? Geben wir uns

Liebe und Mitgefühl oder erwarten wir, dass wir es von anderen Menschen erhalten? Wo verleugnen wir uns selbst, um diese Liebe zu bekommen, die wir uns selbst nicht geben können?

Die Beziehung, die wir mit uns haben, ist die allerwichtigste in unserem Leben. Freunde oder Partner können kommen und gehen. Manche Menschen verbringen nur eine kurze Zeit mit uns, andere bleiben länger. Aber nur mit uns selbst sind wir ein Leben lang zusammen, 24 Stunden am Tag. Ob wir wollen oder nicht. Wäre es da nicht sinnvoll, in diese Beziehung zu investieren, anstatt Menschen nachzutrauern, die uns sowieso nicht gutgetan haben? Wenn wir das erkannt haben, hören wir auf, von andern Menschen Dinge zu wollen, die sie uns nicht geben können, sei es nun Wertschätzung, Respekt oder Liebe. Wir geben uns all das selber. Damit strahlen wir eine innere Ruhe aus, wir sind im Reinen mit uns. Denn nur, wenn wir eine gesunde, liebevolle Beziehung mit uns führen, nähren wir unsere Seele.

Fragen Sie sich:

- Gibt es Beziehungen zu anderen Menschen in Ihrem Leben, die Ihnen schon längere Zeit nicht mehr guttun?
- Könnten diese Beziehungen auch etwas mit Ihrem Essverhalten zu tun haben?
- Welche Beziehung haben Sie zu sich selbst?

Energieräuber entlarven

Es gibt Menschen, die rauben uns unsere Energie. Natürlich machen sie das nicht bewusst und mit Absicht. Würde man zu diesen Menschen sagen: »Hör doch auf, mich auszusaugen!«, würden sie uns entgeistert ansehen.

Eine Klientin, Sara, erzählte mir zum Beispiel von einer Jugendfreundin, die in derselben Stadt wohnte, in einem Reihenhaus zusammen mit ihrem Freund. Sie sei klug, offen und herzlich und habe eine charmante Persönlichkeit, erzählt meine Klientin von ihrer Freundin. Trotzdem trifft sie sie nur sehr selten, sie wehrt sich regelrecht dagegen, sich mit ihr zum Kaffee zu verabreden. Sie fühlt sich schlecht, wenn sie sie ständig auf einen späteren Zeitpunkt vertröstet. »Hast du wirklich so viel zu tun, dass du keine Zeit hast, sie zu treffen?«, fragt sie sich. Die Wahrheit gesteht Sara nur zögernd ein: Ein Zusammensein mit der Freundin strengt sie furchtbar an.

»Sie jammert andauernd!«, meint Sara. »Über ihren Job, der sie stresst, ihren Chef der sie ungerecht behandelt. Sie beschwert sich über ihren Freund, der ihr keinen Heiratsantrag macht, und über den Hausvermieter, der ihnen den Wasserschaden im Keller verheimlicht hat. Das geht bei jedem Treffen so. Während ich am Beginn noch das Ambiente des Kaffeehauses genieße und mich freue über den leckeren Kaffee, wird meine Welt während ihren Erzählungen immer kleiner, düsterer, enger und farbloser. Ich höre ihr zu und versuche, konstruktive Vorschläge zu machen. Aber dann passiert das Unglaubliche: Jeder meiner Anregungen wird sofort abgelehnt. Dann ist der Job ganz toll und der Chef gar nicht so übel. Ihr Freund ist ganz ein lieber Kerl und mit dem Haus haben sie grundsätzlich einen Glücksgriff gemacht.

Nachdem das ungefähr knappe zwei Stunden so läuft, fühle ich mich müde und möchte nur noch nach Hause. Sie jedoch sieht mich strahlend an und fragt: ›Komm, trinken wir noch was. Und du erzählst mir, wie es dir so geht!‹«

So gerne Sara ihre Jugendfreundin hat, sie ist ein Energieräuber. Sie nimmt sich Saras Energie und lässt sie kraftlos zurück. Es mag für Sara vielleicht ungewöhnlich klingen, aber gerade deshalb ist diese Freundin eine großartige Lehrerin. Denn sie versteht es wie keine andere Person, Sara ihre Schwachpunkte aufzuzeigen. Bei ihrem Wunsch empathisch und eine gute Zuhörerin zu sein, vergisst sie dabei ganz, auf ihre eigenen Grenzen und Bedürfnisse zu achten. Sie möchte ihrem Gegenüber helfen und übersieht dabei, dass es niemandem hilft, wenn sie mitleidet. Dabei erlaubt sie Menschen, ihre Grenzen zu überschreiten. Sie verliert ihre Energie und gibt ihre Kraft her.

Es geht darum, das Muster, das dahintersteckt, zu erkennen und zu lernen, die eigenen Grenzen zu achten und zu wahren. Wenn ich in meiner Mitte bin, wenn ich meine eigenen Gefühle klar ausdrücken kann und meine Bedürfnisse achte, dann kann es gar nicht passieren, dass mir jemand meine Kraft wegnimmt. Denn dann komme ich gar nicht auf die Idee, etwas von mir hergeben zu müssen, damit es dem anderen besser geht. Eine der wichtigsten Lektionen im Leben ist, dass niemand für die Gefühle der anderen verantwortlich ist. Wir sind verantwortlich für unser eigenes Leben, unsere Gedanken, Gefühle und Handlungen. Es liegt jedoch nicht in unserer Verantwortung, wie ein anderer Mensch denkt, fühlt und handelt.

Hier entstehen auch die größten Missverständnisse in unseren zwischenmenschlichen Beziehungen. Wir haben verlernt, richtig zu kommunizieren, richtig hinzuhören. Einfach nur unser Herz zu öffnen und da zu sein, bei uns und mit dem anderen sein. Wir interpretieren, analysieren, haben sofort eine Meinung. Wir denken in Schubladen, möchten einordnen und richtigstellen. Sofort wollen wir immer alles geraderücken, eine Lösung finden oder helfen. Vielleicht möchte Saras Jugendfreundin durch ihr Jammern einfach nur ihre Frustration ausdrücken? Möchte sich verstanden fühlen und braucht jemanden, der ihr zuhört?

Die amerikanische Autorin Byron Katie hat ein System entwickelt, dass sie »The Work« nennt. Darin geht es um einfache Fragestellungen, die uns erkennen lassen, worum es in den verschiedensten Situationen wirklich geht. Byron Katie unterscheidet zwischen drei Angelegenheiten: meine, deine und die Angelegenheit Gottes. Das Einzige, was ich in der Hand habe, über das ich Entscheidungen treffe, für die ich verantwortlich bin, sind meine Angelegenheiten. So kann mir niemand Energie rauben, wenn ich es nicht zulasse. Den anderen zu verurteilen oder zu beschuldigen, weil er so reagiert, wie er eben reagiert, ist einfach und sehr kurzsichtig. Ich kann mich jederzeit entscheiden, wie ich selbst reagiere auf eine Situation. Ich werde nicht lieber gemocht, wenn ich Menschen erlaube, in meinen persönlichen Raum einzudringen. Ich weiß das. Zu mir stehen, in meiner Kraft sein und auf meine Energie achten ist schwierig, denn es erfordert Bewusstheit und Achtsamkeit.

Gibt es also wirklich Energieräuber? Ich denke, es gehören immer zwei dazu: Der eine raubt, der andere lässt rauben. Es ist wie ein Tanz, den zwei Menschen tanzen. Wir können entscheiden, mit wem wir unsere Zeit verbringen. Fühlen wir uns mit einem Menschen nicht wohl, dann ist es ein Akt von Selbstliebe, uns von ihm zu distanzieren. Wir brauchen uns aber deswegen nicht schlecht zu fühlen oder ihm gegenüber einen Groll zu hegen, weil er uns kein gutes Gefühl gibt. Denn für unsere Gefühle sind wir selbst zuständig.

»Vor Kurzem hat sich meine Jugendfreundin wieder bei mir gemeldet«, erzählt Sara. »Wir haben uns für nächste Woche verabredet und irgendwie freue ich mich darauf. Vielleicht kann ich einfach die ganze Geschichte mit der Energieräubersache vergessen, mein Herz für sie öffnen, ihr zuhören, nicht versuchen, etwas verändern zu wollen, und die Zeit mit ihr genießen. Ich bin gespannt, wie unser Treffen verläuft.«

Fragen Sie sich:

- Wo in Ihrem Leben haben Sie einen Energieräuber entlarvt?
- Können Sie erkennen, welche Rolle Sie dabei spielen?
- Achten Sie Ihre Grenzen und Ihre Bedürfnisse?

Verführerische Bequemlichkeit

Sabrina hat eine anstrengende Woche im Büro hinter sich, doch jetzt ist Freitagabend und in wenigen Augenblicken wird sie ihre Tasche schnappen und nach Hause gehen. Dort warten die Couch, die Fernbedienung und ein spannender Krimi auf sie und werden ihr einen vergnüglichen und entspannten Abend bescheren. Noch ein letztes Mal bequem herumlungern, denkt sie, denn ab morgen soll alles anders werden. Sabrina will dann mit ihrer Freundin Marlies endlich das neue Fitnessstudio in der Nachbarschaft ausprobieren. Die beiden wollen es endlich so richtig angehen: Sport treiben, fit werden und ein paar Kilo abspecken.

Sabrina ist von Natur aus eher der bequeme Typ, ihre Freundin Marlies auch, und bis jetzt haben die beiden sich eher zum Kino oder zum Essen beim Italiener verabredet als zum Sport. Doch nun ist damit endgültig Schluss. Sowohl Sabrina als auch Marlies haben über den Winter ein paar Kilo zugelegt. Ihre Hosen sitzen ziemlich knapp und die Kleider fallen nicht mehr so wie früher. Dem muss ein Riegel vorgeschoben werden. Denn der Frühling zieht schon ins Land, im Nu wird der Sommer vor der Türe stehen und damit die Bikinisaison. Sabrina hat sich schon letzten Sommer nicht mehr ganz wohlgefühlt in ihrer Sommerkleidung, das darf dieses Jahr nicht wieder passieren. Bis Juni müssen mindestens sechs Kilo runter, die Oberschenkel sollen straffer werden und der Po knackiger.

Während sie ihre Sachen zusammenpackt, läutet das Telefon. Es ist Marlies: »Sabrina, tut mir leid, das mit morgen wird nichts. Ich bin heute Mittag so blöd beim Aussteigen aus der Straßenbahn umgeknickt und habe mir den Knöchel verstaucht. Das wird ein paar Tage dauern, bis ich zum Sport gehen kann. Aber du kannst dir ja morgen schon einmal alleine das Studio anschauen. In ein bis zwei Wochen ist mein Knöchel wieder heil, dann können wir gemeinsam gehen.« »Du Ärmste, das ist ja eine schöne Bescherung«, tröstet Sabrina ihre Freundin. »Aber ich bin echt motiviert. Ich werde morgen schon mal alleine hingehen und die Fühler ausstrecken. Wenn du dann nächste Woche mitkommst, habe ich schon ein Kilo weniger.«

Auf dem Nachhauseweg schaut Sabrina noch im Supermarkt vorbei. In ihrem Einkaufswagen landen eine Tiefkühlpizza, ein Becher Eiskreme und eine Tafel Schokolade. »Heute kann ich noch schlemmen«, beruhigt sie ihr aufkommendes schlechtes Gewissen. »Essen muss ich ja was, und mit dem gesunden Leben und dem Sport beginne ich ja erst morgen.«

Während sie sich einen spannenden Abendkrimi ansieht, verzehrt sie genüsslich die Pizza, lutscht das Eis und knabbert die Schokolade. Nach dem Krimi kommt noch ein spannender Film. Sabrina schaut sich auch diesen an: »Schließlich kann ich ja morgen ausschlafen.« Kurz nach Mitternacht geht Sabrina ins Bett und schläft am nächsten Tag aus. Aber sie ist trotzdem noch müde. Außerdem kraftlos und demotiviert. Irgendwie hat sie jetzt keine Lust auf Sport und Gesundheit. »Vielleicht sollte ich mit dem Fitnessstudio doch auf Marlies warten«, denkt sie. »Zu zweit macht es mehr Spaß und wir können uns besser motivieren. Ich werde mir jetzt ein kräftiges Frühstück gönnen, es mir dann auf der Couch gemütlich machen und ein Buch lesen. Warum soll ich mir das Leben mit Sport schwer machen?« An die Bikinisaison und die eng gewordenen Hosen denkt sie nicht mehr, die hat sie weit weg geschoben.

Raus aus der Komfortzone

Kennen wir nicht alle so eine ähnliche Geschichte? Entweder haben wir sie am eigenen Leib erlebt oder wir haben Bekannte, die mit Feuereifer ein neues, gesünderes und sportliches Leben beginnen wollen und dann doch auf dem Sofa kleben bleiben.

Mit Veränderung ist das so eine Sache. Sie ist schwierig,

sie ist mühsam. Sie erfordert, dass wir umdenken und uns auf neues Territorium wagen. Und sie verlangt vor allem, dass wir das umsetzen, was wir uns vornehmen. Vom Reden, Planen und Ziele-Aufschreiben alleine passiert gar nichts. Ziele sind zwar notwendig und wichtig, damit wir wissen, wo wir hingehen wollen. Doch um zum Ziel zu kommen, müssen wir uns erst einmal in Bewegung setzen. Daran scheitern viele von uns. Um etwas Neues zu erfahren, müssen wir unsere Komfortzone verlassen. Unser bequemes, nett eingerichtetes und schön überschaubares Leben. Zugegeben, es ist zwar nicht besonders spannend, aber wir kennen es, wir wissen, woran wir sind. Irgendwie haben wir dieses Leben ganz gern so. Denn hier in dieser Zone der Bequemlichkeit kann uns nichts passieren, hier sind wir sicher. Mit der Fernbedienung kennen wir uns aus und das Fernsehprogramm liefert uns die Spannung ins Haus, die wir in unserem Leben vermissen. Es ist eine verführerische Bequemlichkeit, die sich da breitgemacht hat.

Viele Menschen sprechen auch vom »inneren Schweinehund«. »Ich kann nichts dafür«, rechtfertigen sie sich und schieben die Verantwortung für ihr Leben von sich. »Mein innerer Schweinehund sabotiert mich. Eigentlich will ich ja Sport machen und mich gesünder ernähren, aber der Schweinehund ist stärker, er gewinnt immer, ich komme nicht gegen ihn an.«

Wir sind uns oft der Folgen nicht bewusst, wenn die Bequemlichkeit begonnen hat, unser Leben zu bestimmen: Wir hören auf, uns weiterzuentwickeln. Wir hören auf, zu wachsen, zu lernen, neue und spannende Erfahrungen zu machen. Wollen wir das?

Veränderung ist unbequem – darüber sind sich alle einig. Doch wenn wir darauf achten, dass alle unsere Bedürfnisse gedeckt werden, auch wenn wir die Komfortzone verlassen, ist es viel leichter, als wir glauben. Viele meinen, wenn sie ein aktives und gesundes Leben führen wollen, dürfen sie sich nicht mehr ausruhen, keine Schokolade mehr essen und müssen strenge Disziplin üben. In uns allen liegt ein natürliches Bedürfnis nach Ruhe, Entspannung und Genuss, aber auch nach Aktivität, Bewegung und Spannung. Wenn wir uns nicht alle diese Bedürfnisse zugestehen, entstehen in unserem Inneren Spannungen, die sich unangenehm anfühlen. Wir glauben, wir müssen uns entscheiden: Fitnessstudio oder die Couch, Schokolade oder nur ein Glas Wasser. Wir kämpfen in unserem Inneren – und oft gewinnt der »innere Schweinehund«. Doch wir brauchen nicht zu kämpfen. Wenn wir uns alles zugestehen, wenn wir kleine Schritte gehen, anstatt über Nacht alles verändern zu wollen, dann werden wir zu unserem Ziel gelangen. Sei es nun, sich gesünder zu ernähren, mehr Sport zu machen oder etwas ganz Neues auszuprobieren.

Fragen Sie sich:

- Was möchten Sie in Ihrem Leben und Ihrem Essverhalten verändern?
- Warum fällt es Ihnen so schwer?
- Welche ihrer Bedürfnisse werden durch dieses Verhalten erfüllt?
- Was sind die Konsequenzen, wenn Sie so weitermachen wie bisher?
- Welche Vorteile haben Sie dadurch?
- Welche Nachteile ergeben sich?
- Welche Vorteile haben Sie, wenn Sie ein neues Verhalten einüben?
- Welche Nachteile entstehen dadurch?
- Sind sie offen für die Möglichkeit, ihre Komfortzone zu verlassen?

VII. Nährende Rezepte für Körper und Seele

Seelennahrung

Wir können uns unsere Seele als Licht vorstellen, das in unserem Inneren scheint. Gleich einem Feuer im Kamin, das nur brennt, wenn wir immer wieder genug Holz nachlegen, so braucht auch unsere Seele Nahrung, die sie strahlen lässt. Wir erkennen Menschen, die gut mit sich umgehen und sowohl ihrem Körper als auch ihrer Seele die richtige Nahrung zuführen, auf den ersten Blick. Sie wirken zufrieden und gelassen. Sie tragen ein Lächeln im Gesicht, ganz einfach, weil sie die Herausforderungen des Lebens mit Demut annehmen. Sie wissen, je liebevoller sie mit sich umgehen, desto stärker sind sie, wenn der Wind einmal rauer durch ihren Alltag weht.

Denn es geht im Leben nicht darum, immer nur glücklich und von allen Problemen befreit zu sein. Das Leben ist ein ständiger Prozess der Veränderung und des Wachstums. Wir lernen bis zum Schluss – bis zu unserem letzten Atemzug. Wir sind hier, um uns zu erfahren, mit allen Aspekten unseres Seins, um uns auszudrücken und um Liebe zu erfahren und zu geben.

Was nährt also unsere Seele? Was lässt uns von innen heraus strahlen, was bringt uns Freude auf einer ganz tiefen Ebene? Diese Fragen mag jeder für sich unterschiedlich beantworten. Eines ist jedoch sicher: Die Kreativität, die in uns wohnt, ist ein Aspekt der Seele. Wenn wir unsere Kreativität unterdrücken, verleugnen, nicht ausdrücken, verhungern wir. So viele wunderbare Werke sind durch Menschenhand entstanden. Sind wir nicht ganz erfüllt nach einem Besuch im Theater oder in der Oper? Nach einem Spaziergang durch eine Galerie oder ein Museum? Architektonische Bauwerke, Literatur, Mode und Kunst in den verschiedensten Formen umgeben uns täglich. Wir müssen nur bewusst diese Schönheit ansehen. Eintauchen in die Welt der Farben, Formen und Klänge. Das öffnet unser Herz, das macht uns satt.

Eine besonders schöne Form der Seelennahrung sind Bücher. Ich erinnere mich noch gut daran, als ich als ungefähr Fünfjährige am Küchentisch saß und in alten Büchern, die ich auf dem Dachboden gefunden hatte, mit einem Stift die Buchstaben nachzeichnete. Ich konnte noch nicht lesen und schreiben, aber ich war fasziniert von den Buchstaben. Von den Geheimnissen, die diese Bücher in sich bargen und die ich noch nicht verstand. So ist es auch heute noch. Ich liebe es zu lesen und ich liebe es zu schreiben. Bücher sind für mich nicht nur bedrucktes Papier, sie sind meine Freunde, meine Vertrauten. Während ich lese, tauche ich ein in die Welt des Autors, in die bunten Bilder, Geschehnisse und Gefühle, in ein anderes Leben. Bücher geben Freude, spenden Trost, unterhalten und entspannen.

Für viele ist es erholsam und inspirierend, Zeit in der Natur zu verbringen. Gerade für Menschen, die einen großen Teil ihrer Kindheit in der Natur verbracht haben, ist es eine wichtige Seelennahrung. Viele stärkende Erinnerungen können uns bei einem Spaziergang begleiten: Dieser Baum da, der sieht fast aus wie der riesengroße Nussbaum im elterlichen Garten, auf den man so gut klettern konnte. Und wenn man sich unter ihn ins Gras legte, konnte man dem leisen Rascheln der Blätter im Wind lauschen. Das Rauschen eines Flusses erinnert an den kleinen, plätschernden Bach, in dem man an heißen Sommertagen plantschte. Bei diesem Geräusch fühlt man sich beschützt und geborgen. Die Namen der Wiesenblumen kennt man seit frühester Kindheit, früher hat man sie in großen Sträußen gesammelt.

Und der Herbst mit seinen bunten Blättern und dem goldenen Licht erinnert uns daran, wie wir mit den Geschwistern Pilze und Beeren sammeln gingen.

Einige dieser schönen Kindheitserinnerungen können uns heute noch Tränen in die Augen treiben und wir sollten große Dankbarkeit dafür empfinden. Die Verbindung zur Natur ist ein Bestandteil unseres Lebens geblieben. In der Einsamkeit der Wälder und Wiesen können wir uns aufladen und unserer Seele Nahrung geben.

Doch nichts ist so nährend für die Seele wie das Zusammensein mit Menschen, die wir lieben. Vielleicht können wir momentan nicht so viel Zeit mit der Familie und den Freunden verbringen, wie wir es gerne hätten, aber die wenigen gemeinsamen Stunden mit ihnen sind äußerst wichtig. Auch wenn es hin und wieder Ärger gibt oder eine kleine Herausforderung – es tut gut, mit Menschen zusammen zu sein, denen wir aus tiefstem Herzen zugetan sind und die uns nur das Allerbeste wünschen.

Wenn wir auf der Herzensebene mit Menschen verbunden sind, brauchen wir uns nicht zu verstecken, brauchen wir keine Masken zu tragen. Wir werden um unserer selbst

Seelennahrung aus der Natur: Beerencreme (Rezept für 2 Personen)

Zutaten: 250 g Quark, 1 Becher Naturjoghurt, Zitronensaft, 1 Esslöffel weißes Mandelmus, 1 Esslöffel Honig, 1 Spritzer Amaretto, 200 g frische Beeren (Heidelbeeren, Himbeeren oder Brombeeren)

Zubereitung: Quark mit Joghurt schaumig rühren, Mandelmus, Zitronensaft, Honig und Amaretto einrühren. Beeren waschen und trockentupfen. Die Creme abwechselnd mit den Beeren in Glasschalen füllen. Mit Beeren verzieren und mit einem Minzblatt dekorieren.

willen geliebt, nicht wegen unseres Erfolgs, nicht wegen unserer Leistungen, unseres Geldes oder Besitzes. Wir erlauben uns, so zu sein, wie wir sind, lassen den anderen sein. In solchen Momenten schickt unsere Seele ihr Licht durch uns hindurch. Sie lächelt. Sie ist satt.

Fragen Sie sich:

- Welche schönen Erinnerungen haben Sie an Ihre Kindheit?
- Was hat Ihrer Kinderseele gutgetan?
- Was ist Ihre spezielle Seelennahrung?

Verantwortung für sein Essen und sein Leben übernehmen

In meinen Jugendjahren hatte ich ein eher zwiespältiges Verhältnis zur Verantwortung. Verantwortung, dachte ich, ist etwas für engstirnige Menschen, die sich keinen Spaß gönnen und den ganzen Tag hart arbeiten. Meine größte Sorge war, ein mittelmäßiges Leben zu führen. Haus, Kinder und Job und vielleicht noch ein Haustier, um das man sich kümmern muss, so wollte ich mir mein Leben nicht vorstellen. Lieber wollte ich ein unkonventionelles Leben, durch die Welt reisen, verrückte Jobs und noch verrücktere Erlebnisse haben. Ich wollte frei sein und selbst bestimmen, wie und wo ich lebte. Aber Verantwortung wollte ich keine tragen, das engte mich zu sehr ein. Verantwortung war in meinen Augen etwas für ernste und so unglaublich erwachsen wirkende Menschen.

Erst im Laufe der Zeit und nach vielen Lektionen, die mir das Leben erteilte, erkannte ich, dass es Zeit war, erwachsen zu werden, Verantwortung zu übernehmen, auch für die negativen Dinge, die mir passierten. Ein schwerer Schritt, denn er bedeutet, sich von der Rolle des »lieben, netten, armen Mädchens«, der Rolle des Opfers, zu befreien.

Die Opferrolle ist auch bis zu einem gewissen Grad bequem. Wir brauchen uns nicht auf die Füße zu stellen und nicht unsere Kraft zu zeigen, wir brauchen nicht unser Licht scheinen zu lassen. Wenn wir das tun, könnten wir vielleicht jemanden verärgern, auf die Füße treten oder, was das Schlimmste wäre: Wir würden vielleicht nicht mehr gemocht werden.

Wer kennt das nicht? Wir alle haben uns schon selbst als Opfer erlebt. Fühlten uns von anderen übergangen, verletzt, gedemütigt. Wir zogen uns zurück, weil uns andere Menschen abgewiesen und ungerecht behandelt hatten. Wir waren die Armen, die Opfer. Und da draußen waren die

Schuldigen, die Bösen. Da hatten wir es doch verdient, jetzt ein bisschen zu naschen. Eine Diät wäre in unserer Situation doch wirklich zu viel verlangt!

Richtiges Erwachsensein heißt jedoch, für alles in seinem Leben die Verantwortung zu übernehmen. In den meisten Fällen erschaffen wir uns die jeweilige Situation bewusst, häufig jedoch unbewusst, selbst. Niemand zwingt uns zu Taten oder Entscheidungen. Wir beschließen aus freien Stücken, eine Beziehung weiterzuführen, obwohl sie uns nicht guttut. Wir entscheiden ganz alleine, dieses Stück Kuchen zu essen, obwohl wir schon lange satt sind. Verantwortung für sein Leben und sein Essen zu übernehmen erfordert viel Mut und ist oft unbequem. Wir können uns nicht mehr selbst anlügen und auch nicht mehr versuchen, unserer Umgebung Schuldgefühle aufzuladen.

Es ist unser Leben und wir haben es in der Hand, wie wir es gestalten möchten. Wir dürfen alle Möglichkeiten nutzen, die sich uns bieten. Wir haben die Freiheit, zu entscheiden, auszuwählen, was wichtig ist für uns und was nicht. Verantwortung bedeutet vor allem auch, voller Mitgefühl für sich selbst zu sein, sich nicht kleinzuhalten und sich zu erlauben, den eigenen Weg zu gehen – wie auch immer dieser aussehen mag. Die Konsequenzen meiner Entscheidungen trage ich zu jeder Zeit selber. Die Folgen meiner Handlungen erfahre ich in meinem Leben und kann daraus lernen. Dass Verantwortung einengend und belastend ist, ist ein Missverständnis. Ich kann erwachsen sein und trotzdem viel Spaß haben, lachen und lustige Dinge unternehmen. Ich kann trotzdem Schokolade essen, ein unkonventionelles Leben führen und die Arbeit tun, die mir Freude macht und mich erfüllt. Wenn man in seinem Leben das Gefühl hat, dass alles am richtigen Platz ist, dann ist man auch gerne verantwortlich dafür.

Haben Sie in allen Bereichen Ihres Lebens die Verantwortung übernommen? Sie können das mit einer Übung gleich ausprobieren. Dazu brauchen Sie eine halbe Stunde Zeit, ein großes Zeichenblatt und Buntstifte.

Übung: Mein Leben gestalten

Teilen Sie das Zeichenblatt in sechs gleich große Abschnitte. Schreiben Sie als Überschrift in jedem Abschnitt einen der unten angeführten Lebensbereiche. Stellen Sie sich dabei die aufgeschriebenen Fragen und gerne auch noch andere, die Ihnen einfallen. Denken Sie nicht zu viel nach, sondern schreiben sie intuitiv, was Ihnen gerade in den Kopf kommt. Sie werden staunen, welche Dinge auftauchen, die Sie bis jetzt noch nicht bewusst erkannt haben:

Körper, Gesundheit, Fitness	Beziehung, Familie und Freunde
Habe ich voll und ganz die Verantwortung für meinen Körper übernommen? Bin ich mir bewusst, was ich über ihn denke und wie ich mich ihm gegenüber verhalte? Weiß ich auch, dass ich für mein Gewicht verantwortlich bin, das sich momentan auf der Waage zeigt? Habe ich die Verantwortung für meine Ernährung übernommen? Dafür, was ich esse und nicht esse und welches Essverhalten ich habe? Habe ich die Verantwortung für meine Gesundheit übernommen und für meine Fitness?	Bin ich mir der Verantwortung in meinen Beziehungen bewusst? Wo versuche ich, anderen die Verantwortung abzunehmen, wo drücke ich mich vor meiner Verantwortung? Bin ich in meinen Beziehungen authentisch oder spiele ich öfters unbewusst eine Rolle, die ich gar nicht spielen will?

Job Macht mir meine Arbeit Freude? Übernehme ich die Verantwortung dafür, dass ich gute Arbeit leiste? Wenn mich meine Arbeit nicht erfüllt, weiß ich, dass es in meiner Verantwortung liegt, etwas daran zu ändern? Möchte ich etwas ändern?	**Finanzen** Habe ich Schulden? Schiebe ich die Tatsache, dass ich Schulden habe, auf jemand anderen? Ist mir bewusst, dass ich auch für meinen Kontostand verantwortlich bin? Was bedeutet Geld für mich? Wie bewusst gehe ich mit Geld um?
Freizeit, Hobbys Gestalte ich meine Freizeit so, dass ich mich entspanne, aber auch neue und interessante Dinge ausprobiere? Was begeistert mich wirklich? Wie könnte ich es in mein Leben integrieren?	**Persönliches Wachstum und Weiterentwicklung** Habe ich erkannt, dass ich täglich dazulerne? Welche Qualitäten in mir möchte ich weiterentwickeln? Was sind meine Pläne, Ziele und Träume in meinem Leben?

Den Weg der Mitte gehen

Einmal pro Woche treffe ich mich morgens mit meiner Freundin Tara für einen flotten Spaziergang. Während sich unsere Lungen mit frischem Sauerstoff füllen und wir durch das wunderschöne Erholungsgebiet in der Nähe unserer Wohnungen stapfen, tauschen wir uns aus. Wir erzählen uns, was uns die vergangene Woche an Neuigkeiten, Herausforderungen und schönen Momenten gebracht hat. Da gibt es immer genug Gesprächsmaterial. Doch haben wir uns einmal gegenseitig auf den neuesten Stand gebracht, wird aus der Plauderei häufig ein tiefsinniges Gespräch. Tara und ich sind auf einer Wellenlänge. Oft hat eine von uns einen blinden Fleck, den die andere sofort erkennt. Manchmal ist eine von uns zu streng mit sich selber und damit, wie sie versucht, ihren eigenen Anforderungen gerecht zu werden. Dann weist sie die andere liebevoll darauf hin und zeigt ihr auf, worum es wirklich geht. Sehr oft sind wir auch mit den gleichen Themen beschäftigt und vergleichen diesbezüglich unsere Erkenntnisse. Nach diesem Aufenthalt in der Natur fühlen wir uns beide immer rundherum wohl. Wir haben uns bewegt und wir haben uns mit unseren Gesprächen genährt. Wenn unser Spaziergang einmal ausfällt, fehlt uns etwas. Wir geben uns gegenseitig Halt, bauen uns auf und ermutigen uns. Wir haben beide erkannt, wie wichtig dieser Austausch für uns ist.

Oft vergisst man in der Hektik des Alltags, dass das Leben nicht nur da ist, um zu schaffen und zu tun. Dann muss man sich wieder einpendeln, auch Ruhe, Entspannung und Muße ins Leben bringen. Es ist schön, wenn die Arbeit Spaß macht, wenn man es genießen kann, sich unter Menschen zu bewegen und sich mit ihnen auszutauschen. Aber es ist genauso wichtig, dass man entspannen, ausruhen, alleine sein kann. Der Meisterweg im Leben ist der Weg der Mitte. Schon Buddha hat diesen Weg als goldenen Weg beschrieben. Dieser Weg erfordert, dass wir uns nicht zu sehr in die Extreme begeben. Das gilt für alle Dinge im Leben. Auch für unsere Entscheidungen, für unsere Emotionen und für unser Verhalten.

Auch beim Essen ist der Weg der Mitte der Weg, der uns Wohlgefühl bringt. Sich strikt an einen – wenn auch noch so gesunden – Ernährungsplan zu halten und sich jedes Stück Schokolade zu verwehren ist kein gesunder Weg. Aber auch das Gegenteil sorgt nicht für unser Wohlbefinden. Nicht zu beachten, was wir den ganzen Tag lang in den Mund stecken, ständig zu viel zu essen, uns nicht um unsere Gesundheit und unseren Körper zu kümmern ist das andere Extrem, in das wir pendeln können.

Menschen, die sich lange Zeit diszipliniert nach Vorschrift ernährt haben, verlieren irgendwann die Motivation. »Ich habe mich so gut gehalten«, beklagt sich meine Klientin Sabine in unserem ersten Beratungsgespräch. »In sechs Monaten habe ich 15 Kilo abgenommen, und es war oft sehr hart, das durchzuhalten. Dann hatte ich einfach keine Lust mehr. Seitdem überesse ich mich wieder regelmäßig.« Sabine hat die ganzen 15 Kilo wieder zugenommen. Und noch zwei Kilo dazu. Jetzt hat sie eingesehen, dass dieser Weg des Kasteiens sie nicht zu ihrem Ziel führt. »Ich habe mir geschworen, nie wieder eine Diät zu machen«, fügt sie mit Nachdruck hinzu. Wir besprechen, wie für sie der goldene Mittelweg aussehen könnte. Gelockerte Regeln, hin und wieder naschen, alle Extreme sein lassen.

Vier Wochen später kommt Sabine zur nächsten Beratung. Sie wirkt viel ausgeglichener als bei unserem ersten Treffen. Die Motivation holt sie sich jetzt beim wöchentlichen Yoga-Kurs und beginnt auch in ihrem Alltag schrittweise Dinge zu verändern – weniger Überstunden im Büro, und mit ihrer Tochter unternimmt sie am Wochenende Ausflüge in die nähere Umgebung: »Das tut uns beiden gut.« Ganz nebenbei sind zwei Kilo dahingeschmolzen.

Doch nicht nur bei der Ernährung ist der Weg der Mitte

wichtig. Den Mittelweg zu wählen bedeutet auch, sich nicht ständig in Dramen zu verstricken und emotional Achterbahn zu fahren. Wenn wir bei allem, was uns passiert, einen Schritt zurücktreten, erkennen wir, dass wir diese Situation in einer gewissen Weise auch selbst mit verursacht haben. Wir brauchen uns nicht festzuklammern an unsere Dramen und können loslassen. Gleichzeitig Beobachter und Handelnder in unserem Leben zu sein ist hier der Schlüssel.

Alles im Leben ist vergänglich, nichts bleibt bestehen. Wenn wir in uns selbst ruhen, können wir uns voller Vertrauen dem Fluss des Lebens hingeben. Den Weg der Mitte zu gehen heißt, mit Gelassenheit und Humor den Alltag zu meistern und sich dabei wohlzufühlen. Rundherum. Sich wohlzufühlen im Körper und das Lächeln der Seele aus sich strahlen zu lassen.

Fragen Sie sich:

- In welchen Bereichen Ihres Lebens pendeln Sie zwischen den Extremen hin und her?
- Wie würde Ihr goldener Mittelweg aussehen?
- Was müssten Sie dafür verändern oder aufgeben?

Verzeihen

Manche Lektionen im Leben sind unglaublich hart, und oft glauben wir, dass wir es nicht schaffen, sie durchzustehen und heil wieder aus dem ganzen Schlamassel herauszukommen. Aber gerade diese schwierigen Zeiten sind unendlich wertvoll. Es ist unsere Seele, die durchkommt und zu uns spricht: »Zeit weiter zu wachsen, Zeit zu heilen, Zeit für Veränderung.« Wir werden wieder ein Stück zu uns zurückgebracht, zu unserer wahren Größe und Großartigkeit.

Aus diesen harten Zeiten im Leben können wir auch das Verzeihen lernen. Mit dem Verzeihen ist das so eine Sache, und oft wird es nicht richtig verstanden. Wir gehen davon aus, dass der andere etwas falsch gemacht hat, und wir sind diejenigen, die über unseren Schatten springen und diesem Menschen seinen Fehler erlassen. Damit aber geben wir die Schuld dem anderen, vermitteln damit, dass wir die Guten, Nachgiebigen sind und die andere Person der Böse, der uns etwas angetan hat. Ich sehe Verzeihen anders. Für mich ist richtiges Verzeihen ein radikales und absolutes Verzeihen. Es geht davon aus, dass es von einer höheren Sicht aus betrachtet weder Täter noch Opfer gibt, weder einen Schuldigen noch einen Unschuldigen. Richtiges Verzeihen bewertet die Situation nicht, sucht weder nach Rechtfertigung noch nach Schuldzuweisung. Absolutes Verzeihen geschieht für mich, wenn ich sagen kann: »Was passiert ist, ist aus einem bestimmten Grund geschehen, ob ich es momentan erkennen kann oder nicht, spielt keine Rolle. Ich muss nicht die Handlungen des anderen gutheißen, aber ich akzeptiere, was geschehen ist. Ich weiß, dass jeder Beteiligte das Beste gegeben hat, das für ihn in diesem Augenblick möglich war. Ich habe eine wertvolle Lektion gelernt und kann das Geschehene gehen lassen, ohne weiterhin anzuhaften, mit Frieden in meinem Herzen.«

Es tut gut, keinen Groll über vergangene Ereignisse zu

hegen. Man kann sich frei und leicht fühlen, voller Vorfreude darauf, was das Leben noch an schönen Erfahrungen bereithält.

Fragen Sie sich:

- Gibt es Menschen und Situationen in ihrem Leben, denen gegenüber Sie noch Groll hegen? Wie fühlt sich das an?
- Sind Sie bereit, sich von der Last vergangener Erlebnisse zu befreien und zu verzeihen?

Die Kostbarkeit des Lebens erkennen

Heute ist ein Museumstag. Nein, ich gehe nicht ins Museum, wie man denken könnte. Ungefähr einmal pro Monat schaffe ich mir einen freien Tag, an dem ich nur das mache, was mir Freude bereitet. Damit ich mir auch wirklich keine Termine eintrage, male ich deshalb schon Wochen vorher ein großes Herz in meinen Kalender. Denn diese Museumstage sind mir heilig.

Den Begriff »Museumstag« habe ich von einem Buch übernommen, das ich vor einigen Jahren geschenkt bekommen habe. Das Buch »The Big Five for Life – Was wirklich im Leben zählt« von John Strelecky beschreibt, wie bedeutend es ist, seine fünf wichtigsten Ziele im Leben zu erkennen und diese zu verfolgen. Es geht aber vor allem darum, die Kostbarkeit des Alltags zu erkennen und seine Tage so bewusst wie möglich zu gestalten. Man stellt sich vor, dass sein Leben ein Museum ist, und jedes schöne Erlebnis ist ein Bild, das man ins Museum hängt. Am Ende seines Lebens kann man sehen, wie bewusst man mit seinem Leben umgegangen ist, je nachdem, wie viele wertvolle Bilder darin hängen. Museumstag bedeutet nicht, dass etwas Besonderes passieren muss, nein, auch ein ganz normaler Tag kann zu einem einzigartigen Tag werden, wenn wir ihn bewusst erleben.

Ich werde früh wach und lasse den vergangenen Traum noch einige Momente nachwirken. Dann nehme ich eine lange und genüssliche Dusche, lege dezentes Make-up auf und ziehe mich sorgfältig an. Ich muss mich wohlfühlen in meiner Kleidung, nichts darf einengen oder unbequem sein. Nachdem ich in den letzten Wochen viel gearbeitet habe, beschließe ich, mich heute einfach treiben zu lassen. Ohne Pläne und konkrete Ziele. Nach der turbulenten Zeit brauche ich Ruhe und Entspannung.

Ich schnappe meine Handtasche und mache mich auf zu meinem Lieblingscafé. Dort bestelle ich mir einen Caffè latte und ein Croissant. Der Kaffee duftet herrlich und wird mit viel Milchschaum serviert, auf dem ein Herz aus Kakaopulver prangt. Das Croissant ist noch warm und der erste Bissen schmilzt fast in meinem Mund. Ich bin im kulinarischen Paradies. Während ich langsam und entspannt mein Frühstück genieße, betrachte ich durch die Glasscheibe des Cafés die Menschen auf der Straße. Ich liebe es, einfach nur zu sitzen und mich ganz dem Augenblick hinzugeben. So viele Menschen, jeder mit einem Schicksal, mit Herausforderungen und Freuden, und mit vielen Träumen. Jeder gewöhnlich und einzigartig zugleich. So wie ich.

Nachdem ich noch flüchtig die Tageszeitung durchgeblättert habe, beschließe ich, einen kleinen Spaziergang zu machen. Ich nehme die U-Bahn in die Innenstadt und schlendere durch die kleinen, verwinkelten Gassen. Es ist noch nicht so viel los an diesem Vormittag und ich genieße die ruhige Ausstrahlung der alten Gebäude. Auf dem Hauptplatz setze ich mich auf eine Bank, betrachte die Wolken am Himmel und lasse mich von den Strahlen der milden Herbstsonne wärmen. Ein Gefühl des Friedens macht sich in mir breit. Ich bin glücklich, hier zu sein: in dieser Stadt, auf diesem Platz, in diesem Augenblick. Im Moment gibt es für mich nichts anderes zu tun, als zu sein. Hier zu sitzen, zu atmen, zu leben.

Langsam wird mir kalt und ich beschließe, den Heimweg anzutreten. Es ist inzwischen Mittag geworden und ich werde langsam hungrig. Eine gute halbe Stunde später sitze ich vor einer Portion Linseneintopf. Ich liebe dieses Gericht. Es ist schnell zubereitet und ich experimentiere immer wieder mit dem Rezept. Heute habe ich Kokosmilch hineingerührt, das dem Ganzen eine exotische Note gibt. Nach dem Essen mache ich mir eine Tasse Tee, setze mich gemütlich auf die Couch und schreibe ein paar Seiten in meinem Tagebuch.

Nachdem ich den Großteil des Museumstages gemütlich verbracht habe, habe ich jetzt Lust auf Bewegung bekommen. Ich packe meine Turntasche und mache mich auf ins Fitnessstudio. Dort strample ich am Rad, hebe ein paar Gewichte und mache ausgiebig Dehnungsübungen. Danach fühle ich mich so richtig wohl und fahre zufrieden wieder nach Hause. Den Abend verbringe ich gemütlich mit einem Buch und gehe früh ins Bett.

Eigentlich ist heute gar nichts Spektakuläres passiert. Man könnte meinen, ich hätte einen ereignislosen und langweiligen Tag verbracht. Doch das Gegenteil ist der Fall, ich habe diesen Museumstag mit allen Sinnen genossen. Nächstes Mal werde ich vielleicht wieder Spannung und Abenteuer in diesen besonderen Tag bringen. Das entscheide ich dann, wenn es soweit ist.

Mein Lieblingslinsengericht für den Museumstag (Rezept für 4 Personen)

Zutaten: 2 grob geschnittene Zwiebeln, 2 gehackte Knoblauchzehen, Olivenöl, 2 TL Garam Masala (indisches Gewürz), 1 TL Curry, 1 TL frischer gehackter Ingwer, 1 Zimtstange, 1 Lorbeerblatt, ¼ kg rote Linsen, 1 Würfel Gemüsebrühe, Salz, 4 geraspelte Karotten, 1 Stange fein geschnittener Lauch, 250 ml Kokosmilch, 1 Handvoll Rosinen.

Zubereitung: Zwiebel und Knoblauch in Olivenöl andünsten. Die Gewürze bis auf das Lorbeerblatt und die Zimtstange dazugeben und unter ständigem Rühren kurz anschwitzen. Mit 750 ml Wasser auffüllen und Suppenwürze, Lorbeerblatt und die gebrochene Zimtstange dazugeben. Wenn das Wasser kocht, die Linsen sowie die Kokosmilch hinzufügen und 10 Minuten köcheln lassen. Karotten, Lauch und Rosinen einrühren und zugedeckt auf kleiner Flamme weitere 10 Minuten köcheln lassen, bis das Gemüse gar ist. Das Lorbeerblatt und die Zimtstange entfernen und mit Salz abschmecken. Das Linsengericht mit Basmatireis servieren.

Übung: Ihr ganz persönlicher Museumstag

Schaffen auch Sie sich immer wieder ihren persönlichen »Museumstag«. Es muss kein ganzer Tag sein, es kann auch ein Nachmittag sein oder nur ein paar Stunden. Unternehmen Sie schöne Dinge oder lassen Sie sich einfach treiben und überraschen, wo ihr Gefühl Sie hinführt. Genießen Sie bewusst jeden einzelnen Augenblick. Nehmen Sie sich aus dem Alltagsdenken heraus und betrachten Sie Ihr Leben mit den staunenden Augen eines Kindes. Erkennen Sie seine Kostbarkeit?

Haben Sie Träume für ihr weiteres Leben? Schreiben Sie diese auf, egal wie weit diese Ihnen für den Moment auch erscheinen mögen. Es ist nie zu spät, in die Richtung seiner Träume zu gehen!

Sich Flügel wachsen lassen

Mensch zu sein bedeutet verletzlich zu sein, zu stolpern und hinzufallen und wieder aufzustehen. Unsere Seele zeigt uns, wie wir immer wieder die Möglichkeit haben zu verzeihen, uns selbst und anderen. Sie fordert uns auf, auf eine sanfte und mitfühlende Weise, immer und jederzeit liebevoll mit uns umzugehen. Der Lebensweg eines jedes Menschen ist anders, ist einzigartig. Es macht keinen Sinn zu vergleichen, seinen Weg als besser oder schlechter zu sehen. Doch alle unsere Wege sind miteinander verwoben. So wie die Fäden eines Wandteppichs bilden sie gemeinsam ein Muster und jeder von uns trägt dazu bei, dass dieses Muster zu einem vollständigen Bild wird.

Wir haben so viele Konzepte und Theorien, aber letztendlich können wir das Leben nicht mit dem Verstand erklären oder begreifen, sondern immer nur erfahren. Diese Erfahrung ist das Einzige, was zählt, das Einzige, was bleibt.

Wenn wir unserer Seele die Führung überlassen, dann öffnet sich für uns ein wundersamer Weg. Wenn wir die Kontrolle aufgeben und alles sein lassen, wird das Leben magisch. Wir brauchen keine Diätregeln, kein Kalorienzählen mehr. Wir schätzen und achten uns. Die Seele selbst stillt unseren Hunger.

Heißhunger, ungesunde Gewohnheiten und gedankenloses Essen haben nicht nur mit unserem Körper, unserem Body-Mass-Index zu tun. All das hat auch etwas damit zu tun, wie wir für unsere Seele sorgen.

Mit unserer Seele als Verbündete hören wir auf zu suchen. Wir sind angekommen. Wir können die Verbindung fühlen, wenn wir uns dafür öffnen. Und wenn wir ganz genau hinspüren, merken wir, dass in jedem Moment unsere Flügel ein Stück wachsen.

Die Seele

Die Seele ist wie ein Wind,
der über die Kräuter weht,
wie der Tau,
der über die Wiesen träufelt,
wie die Regenluft,
die wachsen macht.

Desgleichen ströme der Mensch
Wohlwollen aus auf alle,
die da Sehnsucht tragen.
Ein Wind sei er,
der den Elenden hilft,
ein Tau,
der die Verlassenen tröstet.

Er sei wie die Regenluft,
die die Ermatteten aufrichtet
und sie mit Liebe erfüllt
wie Hungernde.

Hildegard von Bingen

Weiterführende Literatur

Baron-Reid, Colette: Weight Loss for People Who Feel Too Much, Harmony Books, New York 2013.

Bratman, Steven: Health Food Junkies – Orthorexia Nervosa: Overcoming the Obsession With Healthful Eating, Broadway Books, New York 2000.

Brown, Brené: I Thought It Was Just Me (But it isn't) – Making the Journey from »What Will People Think?« to »I Am Enough«, Penguin Group, New York 2007.

Brown, Brené: The Gifts of Imperfection – Let Go of Who You Think You're Supposed to Be and Embrace Who You Are, Hazelden Publishing, Center City, Minnesota 2010.

Grillparzer, Marion: Hey Heißhunger, ab jetzt bin ich der Boss! Gräfe und Unzer Verlag, München 2011.

Hulnik Ronald H., Hulnick Mary R.: Loyalty to Your Soul – The Heart of Spiritual Psychology, Hay House Inc., Carlsbad 2010.

Hutchinson, Marcia Germaine: Transforming Body Image – Learning to Love the Body You Have, The Crossing Press, Freedom 1985.

Katie, Byron: Ich brauche deine Liebe – stimmt das? Liebe finden, ohne danach zu suchen, Arkana, München 2005.

Lipton, Bruce H.: The Biology of Belief – Unleashing the Power of Consciousness, Mater & Miracles, Hay House Inc., Carlsbad 2005.

Neill, Michael: The Inside-out Revolution – The Only Thing You Need to Know to Change Your Life Forever, Hay House Inc., Carlsbad 2013.

Pollan, Michael: Food Rules – An Eater's Manual, Penguin Group, London 2009.

Pollan, Michael: Lebensmittel – Eine Verteidigung gegen die industrielle Nahrung und den Diätenwahn, Arkana, München 2009.

Smith, Robin L.: Hungry – The Truth About Being Full, Hay House Inc., Carlsbad 2013.

Strelecky, John: The Big Five for Life – Was wirklich im Leben zählt, Deutscher Taschenbuch Verlag, München 2009.

Tischer, Martina: Braucht die Seele Apfelstrudel? Gefühle essen mit – Wie man schlank und glücklich wird, Goldegg Verlag, Wien 2011.

Yousry, Menis: Discover Your Hidden Memory & Find the Real You, Hay House UK Ltd, London 2011.